Inès Bertille Koffi

Interjeições em marfinense

Inès Bertille Koffi

Interjeições em marfinense

Oh! Hein ? Yako!

ScienciaScripts

Imprint

Cover image: www.ingimage.com

This book is a translation from the original published under ISBN 978-3-639-62794-7.

Publisher:
Sciencia Scripts
is a trademark of
Dodo Books Indian Ocean Ltd. and OmniScriptum S.R.L publishing group

120 High Road, East Finchley, London, N2 9ED, United Kingdom
Str. Armeneasca 28/1, office 1, Chisinau MD-2012, Republic of Moldova, Europe
Printed at: see last page
ISBN: 978-620-8-16547-5

Conteúdo

Interjeições entre os estudantes de alemão da Costa do Marfim

Hein? Eh! Yako!

Para o meu pai

OBRIGAÇÃO

Gostaria de aproveitar esta oportunidade para agradecer a todos aqueles que me apoiaram com a sua experiência, paciência e encorajamento durante a redação desta tese.

Antes de mais, gostaria de agradecer ao meu orientador, o Professor Abo Justin KOUAME, que reviu esta tese de mestrado e me apoiou durante todo o processo.

Gostaria também de agradecer ao Dr. Dizo Austenne LOGBO, que me deu muita atenção, conselhos e ajuda. Os meus sinceros agradecimentos vão também para a Sra. Maria Rauscher, cujos conselhos me ajudaram muito a progredir no meu trabalho de investigação. Estou igualmente grato aos meus pais e amigos pelo seu apoio financeiro e moral.

Por último, mas não menos importante, gostaria de agradecer a todos os participantes nos meus inquéritos, em especial a Yala Kamanro, cuja disponibilidade contribuiu grandemente para o resultado desta tese de mestrado.

Introdução

Este inclui, por ordem, a apresentação do nosso tema de investigação, a motivação para a escolha deste tema, o problema, as hipóteses, o objetivo do trabalho, o estado crítico da investigação sobre o tema, o procedimento metodológico e a estrutura do trabalho.

0.1 Informações gerais sobre o tema

O interesse pela língua alemã espalhou-se obviamente por todo o mundo ao longo dos tempos. Em África, em particular, esta língua é aprendida nas escolas e estudada nas universidades. De acordo com a "Deutsche Welle" (DW), cerca de 1,6 milhões dos 15,4 milhões de alunos de alemão em 2020 são oriundos de África.[1]

A Costa do Marfim destaca-se entre os países africanos que privilegiam a aprendizagem do alemão. [2]O alemão é aprendido como língua estrangeira neste país desde 1958. É de notar que os alunos da Costa do Marfim que aprendem alemão aprendem sobretudo os princípios básicos da língua (conhecimentos linguísticos). Nas universidades da Costa do Marfim, por outro lado, é dada especial ênfase à competência linguística (conhecimentos linguísticos). Isto significa que os alunos ou estudantes de estudos alemães devem ser capazes de comunicar em alemão. No entanto, verificou-se que estes estudantes se deparam muitas vezes com regras ao falar que dificultam a compreensão do que estão a dizer.

Um dos erros mais comuns na comunicação é o uso incorreto de interjeições. Esta observação leva-nos a investigar as caraterísticas linguísticas subjacentes a este uso incorreto das interjeições pelos alunos do 1º ano de alemão. Com este objetivo em mente, formulamos a nossa investigação da seguinte forma: **O uso incorreto das :As interjeições na conversação dos alunos do primeiro ano de alemão (20212022) na Universidade de Félix I l()uph()uc t-Boigny.**

Como é que escolhemos este tema? A resposta a esta pergunta pode ser encontrada na secção seguinte.

0.2 Motivação para a escolha do tema

O interesse por este tema nasceu de uma observação. Com efeito, na nossa experiência académica na Universidade de Félix I loiiplioinel-Boigiiy, constatámos que os estudantes alemães, sobretudo os do primeiro ano, raramente fazem referência a interjeições alemãs quando falam uns com os outros.

Para exprimir os seus sentimentos, os alunos tendem a utilizar as suas próprias interjeições nas suas próprias línguas. Trata-se, por exemplo, de interjeições das suas línguas maternas (neste caso, línguas locais) ou mesmo de interjeições do francês (a língua oficial do país). Este uso inadequado é cada vez mais frequente nas línguas das pessoas em causa e suscitou a nossa curiosidade.

A necessidade de identificar e explicar linguisticamente este uso incorreto de

---

[1]Deutsche Welle: *Number of German learners in Africa*, em linha em: https://amp-dw.com/de/afrika-deutsch-als-trendsprache/a-54465700 último acesso em 30/01/2023 às 12:25.

[2] Cf. Augustin Agnimel, SESS *: L'enseignement de I'allemand dans les lycees et colleges de Cote d'Ivoire : Etude critique des methodes utiliseespour l'enseignement de la langue et des contenusproposes en civilisation dans les manuels (1958-1992).* Tese de doutoramento, orientada pelo Prof. Jean Moes, Metz, 1994, p.14.

interjeições por parte dos alunos do 1° ano de alemão é, por isso, de grande interesse para nós. Além disso, este estudo será útil para o meio académico, pois revelará outras dificuldades que os alunos de alemão enfrentam quando utilizam a língua alemã. Agora, podemos perguntar como é que este uso incorreto pode ser desafiado?

0.3 Sobre os problemas do trabalho

Os estudantes de alemão do primeiro ano da Universidade Félix Houpho^t-Boigny quase nunca usam interjeições alemãs quando comunicam em alemão. Este facto leva-nos a procurar as caraterísticas linguísticas subjacentes a este uso. O problema fundamental que surge do nosso tema de investigação é o seguinte:

Quais são as caraterísticas psicolinguísticas relacionadas com o uso incorreto das interjeições nos alunos do 1° ano de alemão da Universidade de Felix I loiiplioinel-Boigiiy?

Para encontrar uma resposta a esta questão, são também colocadas questões secundárias:

- Que referências semânticas contêm as interjeições utilizadas pelos alunos do primeiro ano?
- Como é que as interjeições utilizadas podem ser compreendidas contextualmente?

Passemos agora às hipóteses do trabalho.

0.4 Sobre as hipóteses do trabalho

As hipóteses da nossa investigação dividem-se em hipóteses principais e hipóteses secundárias.

É essa a nossa hipótese:

- Os alunos do primeiro ano da Universidade de Félix Houpho^t-Boigny utilizam interjeições incorrectas em alemão.

Depois, há as hipóteses secundárias:

- Os alunos alemães são provavelmente influenciados pela sua língua materna e pela sua cultura na utilização das interjeições.
- A necessidade de ser compreendido leva a uma mistura de interjeições.

Os objectivos do presente trabalho são sublinhados a seguir.

0.5 Objetivo do trabalho

O principal objetivo deste trabalho é sensibilizar os estudantes de estudos alemães para a presença de interjeições alemãs. Isto resulta em objectivos secundários, incluindo

Sensibilizar os professores para organizarem aulas em que os alunos aprendam as interjeições alemãs.

Manter elevado o interesse dos estudantes alemães pela língua alemã.

Após o objetivo, é discutido o estado crítico da investigação do trabalho.

0.6 O estado crítico da investigação

Autores e linguistas têm-se debruçado sobre o tema "lidar com as interjeições". O objetivo principal é resumir e avaliar alguns dos pontos de vista que têm sido discutidos na investigação sobre interjeições.

Em primeiro lugar, há que mencionar Chaiqin Yang. O autor escreveu a sua tese de doutoramento na Universidade Albert Ludwig em 2001, na qual comparou as interjeições alemãs e chinesas. Ao contrário de outros linguistas alemães, Chaiquin pretendia alcançar línguas monossilábicas em termos de interjeição. Este estudo revela assim as lacunas da linguística alemã, que durante muito tempo não conseguiu dar uma resposta concreta à questão da função das interjeições. Escreveu o seguinte: "*Embora esta questão continue a ser distinta em linguística, as interjeições em chinês comportam-se tanto como palavras como frases (...)* 3"

Embora esta análise seja enriquecedora para nós, na medida em que o autor analisou as interjeições alemãs e abriu o estudo às línguas monossilábicas, é de notar que este estudo se limitou a uma comparação. Pela nossa parte, em vez de uma comparação, queremos comparar o uso de interjeições alemãs por estudantes marfinenses de alemão.

[3] [4]No seu livro "*Interjeição e Onomatopeia", em polaco*, Nathalie Kosch analisa o papel das interjeições na comunicação eletrónica atual. A autora descreve as interjeições como um meio de economia linguística, especialmente para os jovens. Nathalie Kosch conseguiu, de facto, realçar o contributo do uso das interjeições na comunicação eletrónica. No entanto, esta originalidade não encerra uma investigação mais alargada sobre o tema. Contrariamente à autora, que harmonizou as interjeições e a comunicação eletrónica, a nossa análise coloca em contacto os estudantes alemães da Costa do Marfim e as interjeições alemãs.

Em 2018, o tema das interjeições foi também abordado por Pierre Halte. No seu artigo "*positionnement syntaxique des interjections et des ëmoticones: modalisation, portee, vise<e "5* , foi chamada a atenção para as interjeições em enunciados escritos. O nosso estudo, por outro lado, trata de um aspeto diferente do tema, ou seja, o uso incorreto de interjeições em alemão, desta vez tanto a nível oral como escrito.

Depois vem Daniel Gutzmann. Especialista em linguagens expressivas, o linguista alemão escreveu um livro intitulado *"Linguistik der Expressivitat "6* em 2019. Neste livro, centra-se nas expressões linguísticas que exprimem emoções. Entre estas, Gutzmann destaca as interjeições. Esta obra centra-se nas interjeições como meio linguístico de expressão de emoções e é, por isso, parcialmente útil para o estudo, uma vez que investiga o uso de interjeições no ambiente estudantil.

[5] [6] [7]Também em 2019, Amel Fraisse e Patrick Paroubek sublinharam outra caraterística das interjeições no seu artigo " *les interjections pour dëtecter les emotions* " . Descrevem as interjeições como "sinais de subjetividade". Tal como Daniel Gutzmann, este estudo centra-se, portanto, na natureza das interjeições. Os trabalhos supracitados parecem importantes para a presente investigação porque os autores

---

[3]Y. Chaiqin*: Interjeições e onomatopeias na comparação de línguas: alemão versus chinês.* Tese de doutoramento, supervisionada pelo Prof. Dr. Ulrich Rebstock, Freiburg, 2001, p.174.

[4] K. Nathalie: *Interjeições e onomatopeias em polaco: An investigation of everyday use in the age of electronic communication*, Viena, 2015, pp. 23-24.

[5] H. Pierre : *Positionnement syntaxique des interjections et des emoticones : modalisation, portee, visee*, in "cahiers de praxematiques", 2018, online em https//shs.hal.science/halshs-01803669, último acesso em 11.07.2023, às 23:13.

[6] D. Gutzmann: *Linguistik der Expressivitat*, Universidade de Colónia: Instituto de Língua e Literatura Alemãs I, 2015, p. 79.

[7] F. Amel / P. Patrick: *Les interjections pour detecter les emotions,* Caen, 2015, online em hhtps://hal.science/hal-01617186, último acesso em 29/03/2023 às 21:04.

identificaram uma caraterística tão importante das interjeições. Isto dá-nos uma visão mais aprofundada do tema, embora o objetivo principal da nossa investigação seja orientar os estudantes alemães para uma utilização adequada das interjeições na língua de estudo.

[8]Em 2020, Johann Faust abordou o tema das interjeições na sua obra *"Funktionsanalyse des Lexems "krass" als Interjektion der Jugendsprache"* . Mais especificamente, esta tese analisou a função do lexema "krass" como um fenómeno linguístico juvenil. Fausto contentou-se, assim, em sublinhar o uso de um lexema. Neste estudo, não seguimos a mesma linha do autor. Pretendemos analisar o uso incorreto de várias interjeições.

Todos estes autores abordaram o tema da interjeição sob diferentes perspectivas. No que diz respeito a esta tese de mestrado, a ênfase será colocada no uso incorreto de interjeições por parte dos alunos do primeiro ano de alemão, mais especificamente os da Universidade de Felix Houpho^t-Boigny. Este estudo abre assim um novo campo de análise.

0.7 Corpus, procedimento metodológico e estrutura do trabalho

Para compreender as caraterísticas linguísticas que estão na base do uso incorreto das interjeições no discurso dos alunos do 1° ano de alemão da Universidade Félix Houpho^t-Boigny, foram aplicados questionários aos alunos em questão. A escolha deste corpus explica-se pelo facto de nos permitir destacar as interjeições utilizadas pelos alunos nas suas conversas.

O nosso método consiste, portanto, em analisar o significado de cada interjeição utilizada pelos alunos, indicando também a sua origem e, naturalmente, justificando a sua utilização na conversação dos alunos alemães. Para isso, adoptámos uma abordagem teórica. A teoria em que se baseia este trabalho foi concebida pelo filósofo inglês Paul Grice.

Para levar a bom termo esta investigação, o trabalho está dividido em duas partes, nomeadamente uma parte teórica e uma parte prática. A primeira parte deste trabalho será dedicada a uma definição geral dos termos "interjeição" e "interferência". Para o efeito, recorreremos a várias abordagens de definição. Os tipos de interjeição na língua alemã também serão abordados aqui, uma vez que é o objeto do nosso estudo. De seguida, introduziremos uma teoria, a teoria de Grice, que será de importância crucial para a segunda parte do trabalho. A segunda parte, a parte prática do nosso trabalho, baseia-se na utilização de interjeições alemãs na fala de estudantes alemães. As interjeições do nosso corpus recolhido são utilizadas para a análise.

[8] F. Johann: *Functional analysis of the lexeme "krass" as an interjection of youth language,* Munchen: GRIN Verlag, 2020, online em https://www.grin.com/document/,letzter Acedido em 02/07/2023 às 21:00.

PARTE I

PARTE TEÓRICA DO TRABALHO

1. explicação dos conceitos centrais do tema e visão geral da teoria linguística relacionada com o trabalho

Nesta parte do nosso trabalho, os termos são analisados e explorados, com especial atenção para os termos "interjeição" e "interferência". De seguida, discute-se a teoria relevante para este trabalho, a teoria de Grice.

1.1 Informações gerais sobre o termo "interjeição"

Antes de entrarmos na clarificação do termo, vejamos o texto seguinte:

aha os alemães **ei** os alemães **hurray** os alemães **pfui** os alemães **ach** os alemães **nanu** os alemães **oho** os alemães **hm** os alemães **não** os alemães **sim sim** os alemães

[9]Este texto foi retirado do livro "*Beispiele zur deutschen* Grammatik" de Rudolf Otto Wiemer. Olhando para as palavras a negrito, já se pode ver que não estão aqui por acaso. Isto significa, por exemplo, que o autor está a sentir alegria, resignação ou mesmo surpresa. Estas palavras são, por isso, chamadas "interjeições".

[10]O termo foi emprestado do francês *interjection,* do inglês *interjection* e do alemão *interjection* no século XVIII do latim e provém de *interiercio* (que significa interjeição, interjeição), substantivo verbal de *intericere* e significa lançar entre . [11]Segundo o dicionário Duden, o termo "interjeição" é definido mais precisamente como uma *formação sonora sintáctica, frequentemente isolada, semelhante a uma palavra, que exprime sentimentos ou pedidos ou imita sons* . Por outras palavras, as interjeições são tipos de palavras que são quase diferentes das palavras comuns e são utilizadas para comunicar sentimentos como (alegria, dor, surpresa, pedido, etc.).

Goddard Cliff indica um critério importante segundo o qual as interjeições podem, de qualquer modo, ser consideradas como um fenómeno claramente linguístico. De um ponto de vista semiótico, Goddard descreve as interjeições como expressões linguísticas orientadas para a expressão. Neste sentido, diferem de outras classes de palavras. O autor coloca a questão de forma mais clara com as seguintes palavras:

De um ponto de vista semiótico, a interjeição tem uma função expressiva e não a função representativa ou simbólica caraterística das palavras e frases comuns. Uma pessoa que diga Ugh! ou wow! por exemplo, pode estar a exprimir. Algo como um sentimento imediato de repulsa ou de surpresa/admiração, mas não está a descrever os seus sentimentos como alguém pode fazer ao dizer estou enojado ou isso é espantoso numa formulação simples, as interjeições mostram em vez de dizer.[12]

---

[9] W. Otto Rudolf: *Beispiele zur deutschen Grammatik (schritte neunzehn)*, Berlim: Wolfgang Fietkau Verlag, 1971, em linha em https://www.stichter.com/show/interkulturelles-lernen/episode:interkulturelles-lernen-gedicht-empfmdungsworter- von-rudolf-otto-wiemer-62035764, último acesso em 29 de março de 2023 às 22:02.

[10] Cf. Duden: *Etymologisches Worterbuch des Deutschen*, Berlim: Akademie Verlag GmbH, 1993, p.587.

[11] Duden: *Deutsches Universalworterbuch A-Z*, Mannheim: Duden Verlag, 1996, S.773.

[12] C. Goddard: *Interjections and emotions (with special reference to "surprise "and "disgust"),*Queensland, 2014, p.4: *"From a semiotic perspective, interjections have an expressive function rather than the representational or symbolic function that characterizes ordinary words and sentences. Por exemplo, alguém que diz "Ipill'. " ou "uau!" pode estar a exprimir algo como um sentimento imediato de repulsa ou de surpresa/admiração, mas não está a descrever os seus*

Esta citação mostra que as interjeições têm um efeito comunicativo. Ao contrário das palavras comuns (substantivos, verbos, adjectivos...), as interjeições são expressões puramente expressivas. Outro fator importante

A questão é que as interjeições permitem exprimir fortemente os sentimentos e as sensações humanas de um parceiro de diálogo. Pode mesmo dizer-se que são expressões espontâneas que permitem exprimir brevemente o que, de outra forma, demoraria muito tempo a dizer.

Descritas como um fenómeno específico da língua, as interjeições estão disponíveis para as pessoas como forma de expressão, tal como as palavras habituais. Para melhor compreender o que foi dito, imaginemos a seguinte ilustração:

Figura 1: *Expressão da dor através de uma frase e através de um Interjeição*

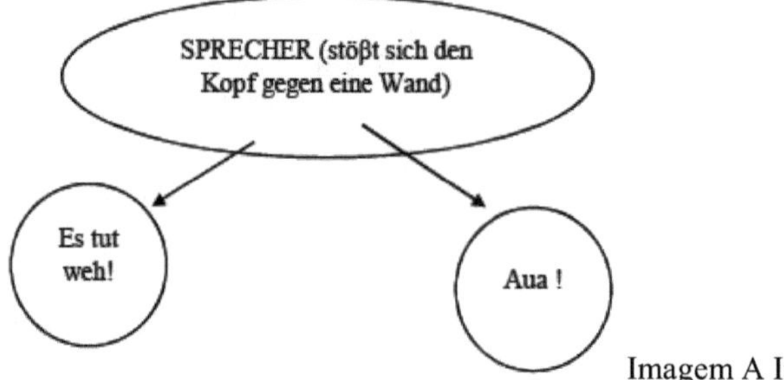

Imagem A Imagem B

A partir desta frase, é evidente que o orador exprime uma dor pelo facto de ter magoado a cabeça.

Fonte: ilustrado por mim I.B. Koffi.

Apresentam-se aqui duas situações diferentes. Na imagem A, alguém está a expressar dor. A afirmação "*it hurts*" (*dói*) torna-o muito claro para o falante. Na imagem B, por outro lado, o interlocutor utiliza a interjeição *"aua"*, que também exprime dor. Sem uma frase, o locutor apercebe-se de que a outra pessoa está a sentir dor. Com uma interjeição, o sentimento comunicado pelo locutor torna-se mais claro do que com uma frase.

[13]Goddard faz também uma distinção semântica entre interjeições volitivas, emotivas e cognitivas. As interjeições volitivas são expressões imperativas que são utilizadas para pedir a alguém que faça alguma coisa. As interjeições emotivas são interjeições cujo principal objetivo é exprimir sentimentos num sentido emocional, como o nojo, o medo e a raiva, enquanto as interjeições cognitivas são usadas para exprimir sentimentos relacionados com a cognição.

Mas como é que se pode reconhecer o significado de uma interjeição?

---

sentimentos da mesma forma que alguém que diz "estou enojado" ou "isso é fantástico". Em termos simples, as interjeições mostram em vez de dizer. Traduzido por mim, I.B. Koffi.

[13] Cf. ibid, p.5

1.1.1 O significado da interjeição

Embora seja possível determinar claramente o significado de outros tipos de palavras quando estas são utilizadas numa frase, o mesmo não acontece com as interjeições. O significado de uma interjeição depende muito de certos parâmetros. Por exemplo, o seu significado pode ser identificado em relação à tonalidade. [14]Konrad Ehlich identifica cinco padrões de tonalidade através da interjeição, nomeadamente a tonalidade descendente, ascendente, nivelada, ascendente-descendente e ascendente-descendente. Dependendo do padrão tonal, uma interjeição pode, portanto, ter significados diferentes. Por exemplo, a interjeição *"oh"* em francês pode exprimir dor, alegria ou surpresa, consoante o padrão tonal. A interjeição inglesa *"hey"* também tem significados diferentes consoante a entoação. Por um lado, pode exprimir surpresa e, por outro lado, pode exprimir um bufo. O mesmo se aplica à interjeição alemã *"hm"*, que corresponde a diferentes sentimentos. São eles a dúvida, a deliberação e a concordância.

Não é apenas a tonalidade que ajuda a descrever uma interjeição na ação linguística, mas também o contexto em que é utilizada. Para ilustrar este facto, vejamos este exemplo:

Imaginemos duas melhores amigas que se reencontram passados vários anos. Uma delas conta-lhe que acabou de ter um bebé. A outra, encantada e surpreendida ao mesmo tempo, pode dizer "*oh! Que surpresa!*". Se a outra amiga lhe disser que está doente há muito tempo, a amiga pode também dizer *"oh*!" com um tom de voz diferente. Desta vez, porém, para exprimir empatia. Assim, a mesma interjeição foi utilizada em contextos diferentes e com tonalidades diferentes para exprimir sentimentos diferentes. Uma coisa óbvia é que os parceiros de comunicação estão bem cientes do significado das interjeições utilizadas.

Como vimos, o significado de uma interjeição está, em certa medida, ligado à pragmática. Para além da função comunicativa das interjeições, no próximo capítulo discutiremos os subgrupos em que se classificam. Fá-lo-emos com os nossos próprios exemplos.

1.1.2 Categorias de interjeições

Há um grande número de variantes de interjeição, que podem ser classificadas em 9 subtipos. [15]Estes subtipos podem ser consultados no dicionário em linha :

Em primeiro lugar, temos as palavras do discurso, que cumprem uma função comunicativa. Ocorrem nas conversas humanas e ajudam a exprimir intenções concisas. Por exemplo, temos *o "okay"* do inglês, o "*ah"* e *o "na ja"* do alemão, etc.

Por exemplo: (colegas de turma a conversar durante o intervalo)

Aluno 1: *Temos muito trabalho para fazer, temos um exame amanhã.*

Schuler 2: ***bem...***

Para além disso, os saudadores devem também ser classificados. Tal como o primeiro tipo de interjeição, este tipo de interjeição também desempenha uma função

[14] E. Konrad: *Interjektionen,* Tubingen: Max Niemeyer Verlag, 1986, p. 83.

[15] Tipos de interjeição, em linha em Wortwuchs.net/grammatik/interjection, último acesso em 20/08/2022, às 9:19.

comunicativa. A particularidade, no entanto, é o facto de serem utilizadas apenas para saudações e despedidas. Exemplos disso são palavras como "*hallo*" do alemão, "*bye*" do inglês ou "*tchao*" em francês e "*tschau*" em alemão, como versão da palavra latina "*ciao*".

A terceira categoria é chamada de palavras de pedido, que também são chamadas de interjeições de apelo. São utilizadas para exprimir pedidos urgentes, como "*chut*" em francês, "*shh*" em inglês e "*pst*" em alemão.

Por exemplo: (As crianças estão na sala de aula a conversar durante a aula)

Professora: ***shh!!!*** (em vez de calado, por favor)

Os chamados inflectivos são uma forma especial de interjeição e são considerados como linguagem cómica. São geralmente formas verbais sem terminação pessoal e são utilizadas para indicar as acções de uma pessoa ou objeto na banda desenhada, como "*boing*" para um som de eco abafado, ou "*klang*" para ruídos musicais.

Os sons de atraso são interjeições utilizadas na conversação para preencher uma pausa no discurso, por exemplo, "*hm*" do alemão, também comum em francês e inglês. Por exemplo: (os colegas de escola estão a planear ir ao cinema)

Schuler A: *Achas que o Markus vai contigo?*

Schuler B: ***hm**, acho que não.*

Ainda chamadas interjeições sintomáticas, as palavras sensoriais exprimem os afectos emocionais e as sensações físicas do locutor, como a dor, a pena ou o nojo. De acordo com Goddard, podem também ser chamadas interjeições emotivas. As seguintes interjeições pertencem às interjeições de sintomas: "*aua*" do alemão e "*aie*" do francês para a expressão de dor.

Para além de todos estes tipos de interjeições, temos as onomatopeias utilizadas para imitar sons e ruídos naturais, por exemplo, ruídos de animais como o "*cocorico*" do francês e o "*kuckuck*", que se refere ao som do galo e do cuco.

Finalmente, há que mencionar as "palavras de outras partes do discurso". Estas interjeições são semelhantes às palavras vulgarmente conhecidas, mas o seu significado na sua utilização não tem nada a ver com as palavras tal como as conhecemos, por exemplo, "*oh meu Deus!*". Sabe que Deus é um termo que representa um ser superior, mas quando diz "*oh meu Deus*", pode exprimir grande espanto.

Como acabámos de ver, existem diferentes tipos de interjeições, cada uma delas com uma função específica. Estas interjeições podem ser encontradas em todas as línguas, mesmo se diferem de língua para língua. No alemão, em particular, existe uma classificação diferente de interjeições que é bem conhecida mesmo no campo académico. A fim de melhor elaborar a nossa análise na fase prática do trabalho, vamos agora debruçar-nos sobre as interjeições da língua alemã.

1.1.3 Sobre as interjeições em alemão

Depois de uma visão geral do termo "interjeição", este capítulo centra-se nas interjeições da língua alemã. Em primeiro lugar, analisamos a sua natureza no sistema linguístico alemão e, em seguida, classificamo-las. Além disso, mostramos a sua função em cada caso.

1.1.3.1 A interjeição como partícula

[16]Também conhecidas como exclamações, as interjeições são classificadas como partículas no sistema da língua alemã. São palavras imutáveis.

As palavras imutáveis são palavras que não podem ser declinadas nem conjugadas. Para além das interjeições, também se incluem os advérbios, as preposições e as conjunções. Estas classes de palavras não podem ser alteradas no seu uso. Em contraste com elas, há outros tipos de palavras que podem ser alteradas, nomeadamente substantivos, artigos, adjectivos, pronomes, numerais e verbos. Isto pode parecer-se com o seguinte:

Figura 2: *Partes do discurso no sistema linguístico alemão*

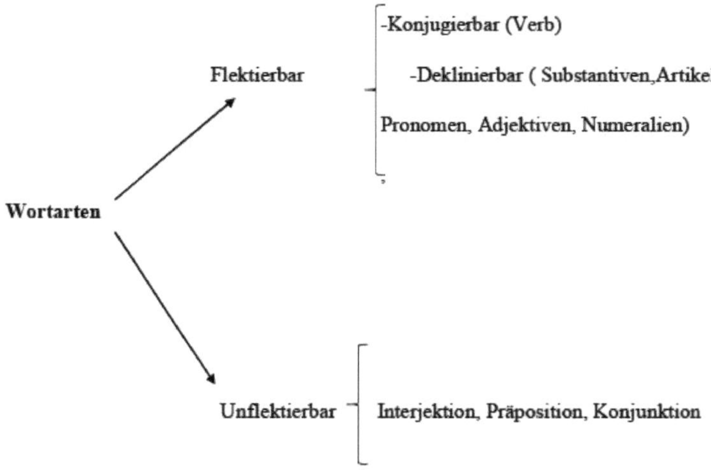

Tipos de palavras

Inflectível

-Conjugável (verbo)

-Declinável (substantivos, artigos
pronomes, adjectivos, numerais)

Inflexível Interjeição, preposição, conjunção

Fonte: ilustrado por mim I.B. Koffi.

Este diagrama mostra as diferentes classes de palavras na língua alemã. Daqui resultam duas categorias. Na primeira categoria, apenas uma classe de palavras está sujeita a conjugação, outra classe de palavras inclui palavras declináveis, enquanto outras palavras da segunda categoria não podem ser conjugadas nem declinadas, incluindo interjeições. As frases seguintes são exemplos:

Exemplo 1: Ir: Ali vai para a escola > O verbo "gehen" é conjugado aqui e é alterado em relação à sua forma original.

Exemplo 2: On: João compra um carroO artigo "on" torna-se "a" na Acusativo.

[16] Cf. Lubke Diethard: *Schulgrammatik Deutsch: Vom Beispiel zur Regel*, Berlim: Corneseln Verlag, 1999, p. 171.

Exemplo 3: Ela viu a criança. Ela viu as crianças > O substantivo "criança" torna-se "crianças" no plural.
Exemplo 4: Já: A bela senhora chama-se AndjibiO adjetivo "já"
torna-se "schone" no acusativo.
Exemplo 5: Que: Eu digo que o vi.
Exemplo 6: De: O pai do Gerard está a chegar.
Exemplo 7: Hurray: hurray! Consegui!
Fonte: Ilustrado por mim I.B. Koffi.
No exemplo 5 há uma conjunção "*dass*", no exemplo 6 há a preposição "*von*" e no último exemplo há uma interjeição "*hurra*". Nestes exemplos, como pode ver, as palavras sublinhadas não podem ser alteradas. Porque é que estas classes de palavras (conjunção, preposição, interjeição) são atribuídas às partículas no sistema da língua alemã?
Além disso, as interjeições são particularmente consideradas como palavras independentes. Usadas sozinhas numa frase, são facilmente compreendidas, por exemplo
Exemplo 1: ***au!***
Exemplo 2: ***brr***
Fonte: Ilustrado por mim I.B. Koffi.
As interjeições "*aua*" e "*brr*" indicam "dor", por um lado, e "nojo", por outro. Ao utilizar estas interjeições, não são necessários outros elementos frásicos para tornar visível o significado de ambas as expressões. No entanto, não faria sentido se simplesmente colocássemos a palavra "tanze" numa frase sem acrescentar nada. Se se acrescentar uma outra palavra, por exemplo, um pronome, o resultado será certamente uma ação com sentido, como mostra a ilustração seguinte:
Figura 3: *Acções sem sentido e acções com sentido*

Dança de Ui

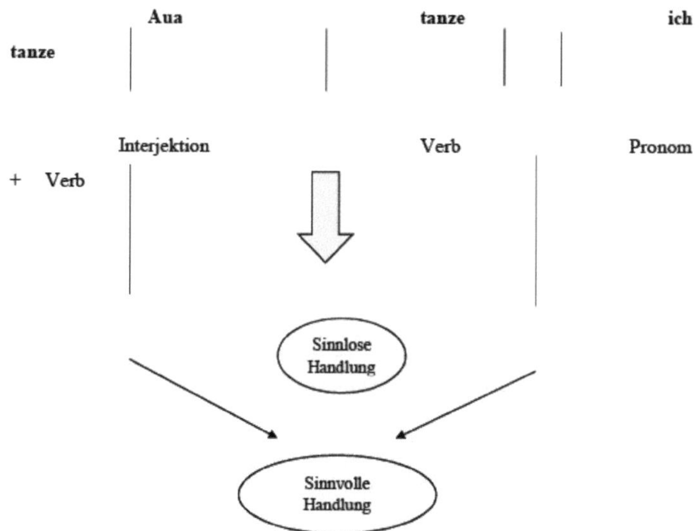

Fonte: Ilustrado por mim I.B. Koffi.

Mais uma vez, vemos como as interjeições diferem das outras palavras. As interjeições do alemão também podem ser facilmente diferenciadas em duas categorias. A secção seguinte consiste em nomeá-las.

1.1.3.2 Classificação das interjeições alemãs

[17]As interjeições alemãs podem ser divididas em dois grupos diferentes: interjeições primárias e interjeições secundárias .

1.1.3.2.1 O que é a interjeição primária?

As interjeições primárias são chamadas primárias porque já existiam; reflectem sons naturais que foram produzidos por humanos. Estas interjeições incluem palavras sensoriais e onomatopeias. Em geral, as palavras isoladas também são consideradas interjeições primárias (aua, pfui, tja, ach). As interjeições primárias não são derivadas de qualquer outra palavra ou tipo de palavra.

As palavras de sensação são efetivamente utilizadas pelos utilizadores da língua sem que estes se apercebam de que se trata de uma interjeição. São sentimentos que são realçados, coisas que não requerem aprendizagem porque estão ligadas aos instintos. Apesar de imitarem sons, as onomatopeias pertencem a esta classe porque a sua produção está ligada ao fenómeno acústico. Por outras palavras, as onomatopeias são produzidas por sons naturais.[18]

Figura 4: *Caraterísticas da interjeição primária*

---

[17] Ehlich Konrad citado por FOUAD Lobna: *As interjeições em alemão e árabe de um ponto de vista funcional-pragmático*, Cairo, 2019, p.267

[18] Cf. FOUAD, Lobna: *The interjections in German and Arabic from a functional-pragmatic point of view*, Cairo, 2019, p.267.

Interjeições primárias

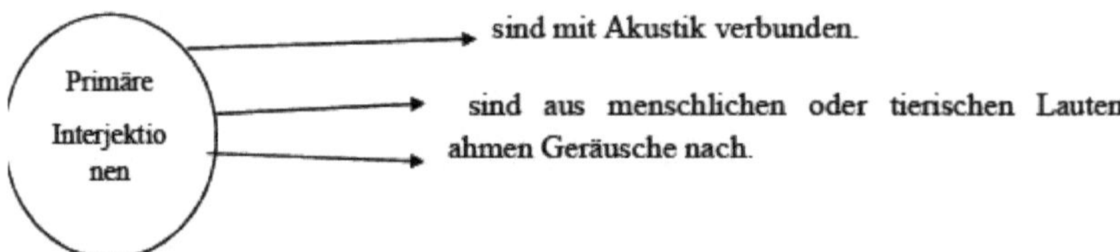

estão ligados à acústica.
são constituídos por sons humanos ou animais que imitam ruídos.
Fonte: ilustrado por mim I.B. Koffi.

Para além das interjeições primárias, existem interjeições secundárias.

1.1.3.2.2 O que significa a interjeição secundária?

As expressões emocionais que consistem em palavras são organizadas em interjeições secundárias. As interjeições secundárias são, por assim dizer, frases nominais como "*oh Deus!", "bom Deus"*, para expressar uma surpresa, algo que não era esperado. Ehlich diz o seguinte sobre o tema:

São utilizadas para este fim, nomeadamente, expressões da esfera religiosa, vocativos "vaporizados" em fórmulas em que se invoca uma divindade ou expressões de outras áreas tabu, em particular expressões escatológicas e genitais (merde!, fuck!)[19]

Estes grupos de palavras provêm, portanto, do vocabulário de uma determinada língua, mas não conservam o mesmo significado quando são introduzidos numa frase:

Seu querido bom (Isso é muito irritante).
Oh, meu Deus! (Fiz algo errado.)
Exatamente! (É exatamente isso que quero dizer.)
Meu Deus! (isto não deve ser verdade).
Caramba! (Expressa espanto).
Por amor de Deus! (Isso não pode ser verdade.)
Suspiro! Suspiro! (Retirado dos balões de fala das bandas desenhadas).
Também na linguagem dos jovens: cool, awesome, great.

Fonte: L. Fouad: *As interjeições em alemão e árabe de visão funcional-pragmática*, Cairo, 2019, pp.270-271.

A ilustração seguinte resume tudo o que dissemos sobre as interjeições primárias e secundárias. Deve também contribuir para uma melhor compreensão.

Figura 5: *Classificação das interjeições primárias e secundárias*

[19] Ehlich Konrad citado por F. Lobna: *Die Interjektionen im Deutschen und Arabischen aus funktional-pragmatische Sicht*, Universitat Helwan in Kairo, 2019, p.270.

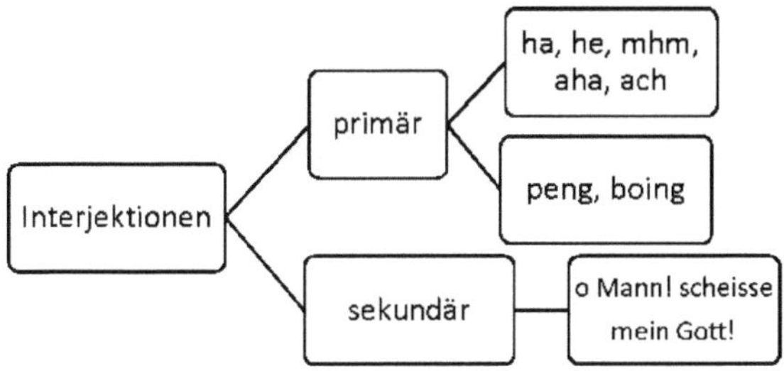

Fonte: Ilustrado por mim I.B. Koffi.

Esta secção permitiu-nos ter uma visão geral das interjeições primárias e secundárias em alemão. Na secção seguinte, são apresentadas as funções de algumas interjeições alemãs.

1.1.3.3 Função das interjeições alemãs

Nesta secção, mostraremos as funções das interjeições alemãs de acordo com a sua categoria. Devido ao seu grande número, limitar-nos-emos a algumas interjeições sintomáticas (palavras de sentimento) que são usadas com mais frequência.

Estas são explicadas em pormenor por esta ordem: *Ah, wow, au, ei, hm, uh, ih, igitt, hurra, juhu, nanu, tja, oje, uff, ach.* [20]Todas estas descrições foram recolhidas no dicionário digital da língua alemã .

A interjeição *"ah"* combina bem com a expressão de alegria, espanto, surpresa, compreensão súbita, emudecimento e expressão de suspiro. Exprime uma surpresa positiva num tom descendente, por exemplo: *"Bem-vinda, ah! és esta Ana da Costa do Marfim".* Também pode ser utilizado para exprimir satisfação; por exemplo, depois de ter comido uma boa refeição e estar finalmente cheio, pode dizer *"ah"*. O *"Ah"* em tom ascendente-descendente refere-se a uma surpresa, neste caso a algo que não se estava à espera. Isto também se aplica à interjeição *"oh"*.

No que diz respeito à surpresa, existem muitas outras interjeições na língua alemã. Para além das interjeições já mencionadas *(ah, oh)*, os alemães utilizam também a interjeição *"uau"* para mostrar espanto perante um facto. É como dizer: *"Estou sem palavras"* ou mesmo *"Estou sem palavras!".* Vejamos um exemplo:

- *Sabias? Este homem treinou durante cinco anos para ser capaz de correr tão depressa.*

-Uau!

A interjeição *"au"* exprime a sensação física de dor do locutor. É normalmente falada com um tom descendente. Existem também outras variantes, como *"aua*" ou "*auweia"*, por exemplo*: au, isso dói*! Também é usado para expressar espanto ou medo súbito.

A interjeição *"ei"* exprime surpresa e preocupação. Num diálogo, por exemplo, pode ser utilizada para confortar uma pessoa que está a sofrer, o que acontece frequentemente com as crianças. Se uma criança exprime a sua dor com "*au"*, os pais podem confortá-la com "*ei"*, que é frequentemente acompanhado de gestos.

[20] Meaning of the German interjection, online em https://www.dwds.de/, último acesso em 24/04/2023, às 13:16.

"Hm" exprime um processo de pensamento, pode também ser equiparado à ideia de concordância, satisfação ou mesmo dúvida. É difícil reconhecer imediatamente o significado desta interjeição, que por vezes gera confusão. No entanto, consoante o tom de voz em que é utilizada, é possível reconhecer a ideia expressa. O tom ascendente-descendente refere-se a um sabor positivo. O tom ascendente corresponde a uma dúvida ou espanto e o tom descendente a uma reflexão do orador.

A interjeição "*uh"* é por vezes utilizada para indicar frio num tom descendente. Por exemplo: *uuuh, como está frio!* A interjeição *"uh"* também tem um significado negativo (repulsa, nojo, horror). Ocorre quando se está assustado, num tom curto e acentuadamente descendente. A interjeição *"huch"* com um tom descendente também acompanha o susto.

As interjeições *"ih"* e *"igitt"* são utilizadas para exprimir desagrado. Com "*ih"* tem-se um tom ascendente e descendente. A interjeição *"igitt"* intensifica o sentimento de nojo. Mostra realmente que se está enojado e é utilizada com um tom descendente. As interjeições *"pfui"* e *"brr"* também acompanham os mesmos sentimentos.

As interjeições *"hurray"* e "*yay*" são interjeições puramente positivas. Irradiam sentimentos de alegria, entusiasmo e júbilo. São expressas com um som amplificado. São normalmente utilizadas num contexto festivo ou de alegria e são geralmente acompanhadas de gestos. Por exemplo, as pessoas estão num estádio para ver a sua equipa de futebol jogar. Quando a equipa ganha, podem gritar: *hurraaa! yay*! Estas interjeições são geralmente prolongadas com um tom de voz semelhante.

O "Nanu" pode expressar espanto, dúvida, aprovação, surpresa ou até mesmo espanto através do acompanhamento tonal, o sotaque. No entanto, aparece menos frequentemente na fala quotidiana e geralmente com um padrão de tom descendente-subida. Coloquialmente, a interjeição "*nanu*" é usada na forma dupla *"na, na"*.

A interjeição *"Well"* denota reflexão, dúvidas, embaraço ou resignação. É frequentemente utilizada numa conversa para sugerir uma pausa cética para pensar. Mesmo quando algo de mau acontece e se aceita o resultado. *"Well"* é também utilizada para expressar schadenfreude.

Corruptela do latim "*o Jesus"*, a interjeição alemã "*oje"* exprime uma surpresa negativa (choque, consternação, pena), por exemplo: *oje! ich habe mir die Hand verletzt!*

A interjeição *"uff"* é usada principalmente para mostrar esforço físico ou mental. Também funciona bem para expressar alívio, por exemplo, *uff ! we have finally arrived.* Para exprimir o mesmo sentimento, usa-se a interjeição *"puh"*.

A interjeição *"ach"*, como muitas das interjeições já mencionadas, exprime diferentes sentimentos, como espanto, sofrimento, atenção, interesse, desinteresse, perplexidade. Expressões como *"ach so", "ach ja?", "ach was"* são muito comuns.

As explicações anteriores sublinham que cada emoção (sensação) é acompanhada por determinadas interjeições. As interjeições aqui apresentadas são apenas uma pequena parte das interjeições que ocorrem em alemão. Algumas interjeições são de origem estrangeira, mas a maioria é puramente alemã. O seu uso é, portanto, regido pelas

regras de pertença à esfera germânica. Para as pessoas que não pertencem a esta esfera e que, por isso, usam habitualmente interjeições de outra língua, seria difícil usar corretamente as da língua alemã. Isto pode mesmo levar a interferências, como no caso dos estudantes alemães da Universidade de Félix Houpho^t-Boigny, que utilizam habitualmente outras interjeições nas suas línguas em vez das da língua alemã.
Para saber mais sobre o assunto, o termo interferência é resumido a seguir.

1.2 Sobre o termo "interferência"

Com a diversidade das línguas e a globalização do mundo, o contacto entre pessoas com línguas diferentes é cada vez mais visível. No entanto, a influência das línguas individuais conduz por vezes a interferências no contacto linguístico. Mas o que é que se entende por "interferência"?

A palavra "interferência" é uma palavra estrangeira derivada e vem das palavras latinas *inter* (entre) e *ferire* (bater) e significa sobrepor-se, influenciar-se mutuamente. [21]Em linguística, o termo interferência refere-se *à influência de um sistema linguístico sobre outro (por exemplo, na aprendizagem de uma língua estrangeira)*. A interferência linguística ocorre quando a influência de uma língua é visível na fala de uma segunda língua. É o caso, por exemplo, de uma adaptação inconsciente de um som ao sistema fonético de uma língua quando se fala outra língua, ou quando um determinado termo da língua de partida penetra na língua de chegada.

Também aqui, deve ser feita referência a Josiane Hamers e Michel Blanc, que comentam este facto da seguinte forma: *"Des problemes d'apprentissage dans lesquels I'apprenant transfere le plus souvent inconsciemment et de faqon inappropriee des ëlëments et des traits d'une langue connu a une langue cible."*[22] A interferência linguística ocorre geralmente quando duas ou mais línguas são utilizadas lado a lado. Ao contrário do empréstimo, que se refere a um processo de adoção total ou parcial das caraterísticas linguísticas de outra língua pelos utilizadores de uma determinada língua, a interferência é um ato não intencional. O empréstimo pode conduzir a um enriquecimento linguístico, ou seja, permite a uma língua manter a sua vitalidade, renovar-se e desenvolver-se, ao passo que a interferência é vista como um erro linguístico. Por conseguinte, os dois termos não devem ser confundidos.

O termo "interferência" continua a ser utilizado como sinónimo de "transferência negativa". Assim, se utilizarmos termos ou fórmulas da língua A na língua B sem que isso constitua um erro, estamos perante uma transferência positiva. Por exemplo, a frase *"Eu tenho 12"* em vez de *"Eu tenho 12"* para dizer a idade é uma transferência negativa do francês para o alemão.

[23]Josiane Hamer refere ainda duas causas principais de interferência linguística, nomeadamente o conhecimento limitado da língua estrangeira. O facto de não

---

[21] Definição de "interferência", em linha em Hhtps://en.thefreedictionary.com/Interference Acedido em 20/03/2023 às 10:55.

[22] H. Josiane / Blanc. M citado por Assia Laidoudi: *Origine des interferences interlinguales lexicales dans les productions ecrites des apprenants de FLE*, Universitat M'SILA, 2020, p.29 : *"Problemas de aprendizagem em que o aprendiz geralmente transfere, de forma inconsciente e inadequada, elementos e caraterísticas de uma língua conhecida para uma língua-alvo"*. Traduzido por mim, I.B Koffi.

[23] Ibid., p. 32.

dominarmos completamente uma língua ou de entrarmos em contacto com uma língua pela primeira vez pode levar-nos a introduzir termos da nossa língua materna nessa língua. O autor apresenta também a psicotipologia. Segundo Hamers, a semelhança parcial de termos de uma língua adquirida anteriormente com os de uma língua recém-aprendida leva os utilizadores a interferir com eles inconscientemente.

As palavras interlíngua e interferência intralingual, explicadas nas secções seguintes, são subcategorizações do termo.

1.2.1 O que é a interferência interlíngue?

Também conhecida como interferência interna ou interferência inter-estrutural, a "interferência interlíngue" refere-se à influência de componentes da língua materna numa língua estrangeira. Na interferência interlinguística, devem ser tidas em conta duas ou mais línguas diferentes. Isto significa que elementos de uma língua A são utilizados numa língua B ou que palavras de uma língua A são utilizadas numa língua C. Os erros interlinguísticos podem ocorrer em diferentes áreas da língua. Por exemplo, existem erros fonológicos, erros léxico-semânticos, erros morfológicos, erros sintácticos e erros de conteúdo. Os erros fonológicos referem-se à má pronúncia de uma palavra numa determinada língua. Tomemos como exemplo a palavra alemã *"Vater"*. Normalmente, a letra *"v"* em alemão é pronunciada [fau]. No entanto, um jovem falante de francês lerá [va:tu] em vez de ['fa:tu] porque a pronúncia desta letra difere da pronúncia na sua língua materna.

Os erros léxico-semânticos referem-se à utilização de um lexema (palavra) incorreto ou de um significado incorreto da palavra no contexto linguístico. Um erro léxico-semântico ocorre, por exemplo, quando alguém *diz "eu faço desporto"* em vez de *"eu faço desporto"*. Os erros morfológicos afectam a formação factual das palavras. Os erros sintácticos podem ser descritos como erros na ordem das palavras, enquanto os erros de conteúdo são pronúncias cujo conteúdo é incorreto. A interferência interlíngue é claramente diferente da interferência intralíngue. Esta diferença será demonstrada mais adiante.

1.2.2 O que é a interferência intralingual?

Enquanto a interferência interlinguística se refere à transferência do sistema linguístico de uma língua materna ou de uma língua aprendida para outra língua, a interferência intralinguística refere-se a erros no interior da mesma língua. [24]De acordo com Karin Kleppin, os erros intralingues ou erros intra-estruturais resultam de três processos, nomeadamente a sobregeneralização, a regularização e a simplificação. A sobregeneralização refere-se à extensão de uma regra a fenómenos que não se lhe aplicam, por exemplo: *tocar música em vez de fazer música*. A regularização refere-se aos fenómenos irregulares de uma língua que um aprendente utiliza habitualmente, por exemplo, o uso de verbos regulares e irregulares, em que todos os verbos são normalmente conjugados na forma regular simples, por exemplo*: Bekommen- hat bekommt (em vez de hat hat bekommen*). A simplificação distingue-se dos outros

[24] K. Karin citado por Nguyen Thi OANH: *Intralingual interference on the morphosyntactic errors of Vietnamese German students at level B1*, Universidade de Hanói, 2018, p. 237.

processos pelo facto de se evitar uma estrutura complexa da língua-alvo. Tal como acontece com a interferência interlíngue, os erros intralinguísticos ocorrem na ortografia, na morfologia e na sintaxe.
É evidente que a interferência é um fenómeno recorrente no uso da língua. Depois de abordados os conceitos de "interjeição" e "interferência", vamos agora analisar a teoria de Grice, que será útil para o tratamento da parte prática do trabalho.

1.3 . Visão geral da teoria de Grice

O filósofo inglês Paul Grice é um dos linguistas que centraram a sua investigação no discurso. [25]Em 1968, Grice concebeu o chamado "princípio da cooperação", no qual o autor menciona os pré-requisitos para uma comunicação bem sucedida. Neste princípio, Grice elaborou quatro máximas, cuja ideia principal pode ser resumida nas seguintes questões: O que é importante na comunicação entre parceiros de diálogo? O que é que deve ser tido em conta? Ou o que é que desempenha um papel importante na comunicação?
As máximas elaboradas por Grice são, de certa forma, regras que os parceiros de diálogo devem respeitar na sua conversa para comunicarem com sucesso. Em primeiro lugar, Grice menciona a máxima da quantidade, que tem como objetivo ir direto ao assunto numa conversa (conforme necessário e sem falar demasiado), em segundo lugar, a máxima da qualidade, que tem a ver com a obtenção da coisa certa. A máxima de relação, que enfatiza a relevância, também faz parte disso. Por fim, vem a máxima da modalidade, que se refere à clareza.
Além disso, Grice salienta factores importantes que são tidos em conta na conversação entre parceiros de fala (falante e ouvinte). Estes incluem o contexto da ação e o local da ação. Para Grice, as regras gramaticais não são realmente essenciais para a realização bem sucedida de uma comunicação. A intenção que o autor persegue com as suas declarações é o mais importante. Apresentamos o princípio da cooperação mais claramente da seguinte forma:
Paul Grice define a língua como um sistema funcional que se orienta para uma intenção específica. A língua é, portanto, um meio de expressão que tem por objetivo concretizar a intenção de um falante e, ao mesmo tempo, tem um efeito sobre a outra pessoa. Para se fazer entender e atingir o objetivo do ato de fala, é necessário respeitar certas normas. Paul Grice fala, portanto, do princípio da cooperação. Entende-se por este princípio que as afirmações do locutor devem ser coerentes com o que se espera dele quando intervém num discurso cujo objetivo ou direção é partilhado pelos interlocutores. Por outras palavras, o reconhecimento da intenção do locutor é, portanto, uma condição necessária e suficiente para o êxito da comunicação.
Esta teoria é adequada para explicar o uso inadequado de interjeições no discurso de estudantes alemães na Universidade de Felix Houpho^t-Boigny.

[25] Princípio da cooperação, em linha em https://www.grin.com/document/338660, último acesso em 22 de maio. 2023, em 7: 39.

PARTE II

PARTE PRÁTICA DO TRABALHO

፡2. análise do uso incorreto das interjeições alemãs no discurso dos alunos do 1° ano de alemão (2021-2022) na Universidade de Félix H()iiph()iii t-Boigny

፡A análise que se segue destaca as interjeições utilizadas pelos estudantes de alemão do primeiro ano da Universidade Félix Iouplioiic t-Boigny. Verificou-se que não têm em conta as interjeições da língua de aprendizagem (alemão) na sua conversação.

A fim de compreender as caraterísticas linguísticas subjacentes ao uso incorreto das interjeições, foi distribuído um questionário a cerca de 50 alunos. No questionário, os alunos foram submetidos a um exercício em que lhes era pedido que respondessem a várias afirmações com as interjeições adequadas. Para podermos interpretar melhor os resultados, apenas as reacções de 24 dos alunos inquiridos são tidas em conta na nossa análise. Com base neste questionário, a análise é elaborada da seguinte forma:

Em primeiro lugar, são analisadas as interjeições que exprimem simpatia. Em segundo lugar, analisamos as interjeições que exprimem espanto e, por fim, concentramo-nos nas interjeições que exprimem alegria.

2.1 Interjeição para exprimir empatia: estudo de caso das interjeições "*Yako*" e "*eh*"

Neste caso, chama-se a atenção para as interjeições utilizadas pelos alunos no questionário para exprimir empatia. As respostas apresentadas são apenas 12 das respostas obtidas durante a nossa investigação com 50 alunos do primeiro ano. Entre as interjeições utilizadas, duas interjeições diferentes apareceram várias vezes. Trata-se das interjeições *"yako"* e *"eh"*. Por conseguinte, estas são analisadas uma após a outra.

2.1.1 Estudo de caso da interjeição *"yako"*

Na primeira etapa desta análise, vamos analisar o uso da interjeição *"yako"* por alunos do 1° ano de alemão. Para o efeito, foram tidas em consideração as reacções de oito alunos.

Declaração: A minha mãe morreu ontem. A minha irmã escreveu-me.

Reacções dos alunos:

Estudante 1: *hum! Yako*

Estudante 2: *como!!! Yako*

Aluno 3: *Realmente, yako, as minhas sinceras condolências.*

Aluno 4: *haa yako!*

Aluno 5: *yako*

Aluno 6: *oh oh yako*

Aluno 7: *yako, estou triste.*

Estudante 8: *oh meu Deus! yako*

O exemplo acima mostra as diferentes reacções dos alunos a uma frase triste. Pode ver-se aqui que a maioria dos alunos reagiu com *"yako"*. Estes alunos expressaram assim empatia. Em algumas afirmações, a palavra *"yako"* foi acompanhada por interjeições adicionais como *"hum"*, *"haa"*, *"oh"*, *"ha"*, *"how"*. Mas o que é que se entende por *"yako"*?

[26]A palavra *"yako"* vem da língua Baoule e é uma interjeição, por assim dizer. Embora tenha a sua origem na língua Baoule, a interjeição *"yako"* é utilizada pelos estrangeiros da Costa do Marfim. Isto permite-lhes exprimir o seu apoio ou simpatia por uma situação infeliz à pessoa com quem estão a falar.

Isto torna claro que a interjeição *"yako"* não está ligada à língua alemã. Por outras palavras, a interjeição aprendida pelos alunos alemães não se adequa à língua alemã. Por norma, os alunos deviam reagir da seguinte forma: *"oh!"*, *"oh não!"* *"lamento"* ou ainda *"oh querido"*, *"os meus pêsames"*. Em contrapartida, a maioria dos alunos não prestou atenção às interjeições corretas. No entanto, este modo de expressão pode ser explicado pragmalinguisticamente.

De facto, a pragmática afirma que um enunciado pode ser compreendido contextualmente. Isto significa que a compreensão de um enunciado não se baseia necessariamente nas regras, mas no contexto da comunicação. Os alunos que respondem com *"yako"* prestam certamente atenção às circunstâncias do enunciado partilhado. O objetivo de exprimir a interjeição *"yako"* é comunicar uma boa intenção ao destinatário da língua. Desta forma, os alunos querem mostrar que simpatizam com a mensagem que lhes está a ser transmitida. Embora a interjeição interpretada não seja originária do alemão, adapta-se bem à situação.

Também seguindo Grice com o princípio da cooperação, é óbvio que os alunos em causa têm em conta factores sociolinguísticos quando utilizam a interjeição *"yako"*, nomeadamente o local da ação. Uma vez que os alunos em causa partilham uma cultura comum com o seu interlocutor, é adequado que utilizem a interjeição *"yako"* de forma convencional, caso contrário a mensagem com interjeições alemãs teria certamente um peso diferente e teria levado a mal-entendidos. Assim, embora alguns alunos tenham utilizado termos alemães como *"oh meu Deus"* e *"a sério"*, continuaram a utilizar a interjeição *"yako"* para sublinhar a sua angústia. Este facto pode ser claramente observado no terceiro e oitavo alunos. Com a interjeição *"yako"*, o destinatário da língua pode assim compreender a intenção do produtor da língua e, por sua vez, reagir bem de acordo com essa intenção.

Segue-se uma ilustração que nos ajuda a ver claramente os diferentes aspectos que são tidos em conta numa conversa e que influenciam até a forma como os alunos alemães se exprimem.

---

[26] A Costa do Marfim tem mais de 60 línguas locais e a língua baoule é uma delas.

dos alunos alemães. Isto é especialmente verdade para as interjeições que serão analisadas a seguir.

Figura 6: *Matriz do processo de interação entre produtores e destinatários de línguas*

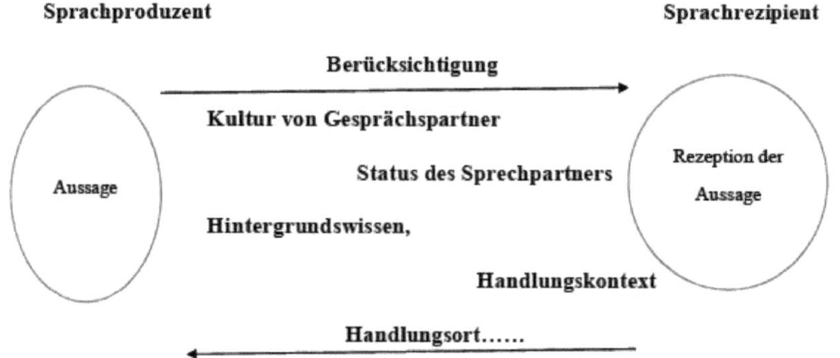

Produtor da língua Destinatário da língua
Considerações
Cultura dos parceiros de diálogo Acolhimento dos

Estatuto do interlocutor
Declaração
Conhecimentos de base,
Contexto de ação
Local de ação

Fonte: Ilustrado por mim I. B. Koffi.

Aqui, o diagrama mostra vários parâmetros que são tidos em conta quando duas ou mais pessoas comunicam. Para ser mais preciso, os oradores falam com base na sua cultura e nos seus conhecimentos prévios. O contexto da ação, o local da ação e o estatuto dos interlocutores são também de grande importância. Isto explica porque é que os estudantes alemães tendem a usar interjeições da Costa do Marfim em vez de interjeições alemãs. Em vez de dizerem *"oh não", "oje", usam "yako"*, que é típico dos marfinenses e se enquadra na empatia para com o interlocutor. Uma vez que o interlocutor foi identificado como sendo da Costa do Marfim no questionário, eles referiram-se a uma interjeição coloquial para mostrar o seu sentimento.

Para distribuir a sua empatia, os alunos utilizaram outras interjeições no questionário, que é objeto de análise.

2.1.2 Estudo de caso da interjeição *"eh"*

No nosso questionário, a interjeição *"eh"* foi utilizada de passagem. É a ela que se refere a presente análise.

Declaração: A minha mãe morreu ontem. A minha irmã escreveu-me.

Reacções dos alunos:

Aluno 1: *eeeh yako*

Aluno 2: *eh!*

Aluno 3: *eeeh! Que pena!*
Aluno 4: *euhh*
A interjeição *yako* foi geralmente utilizada pela maioria no questionário, mas a interjeição *"eh"* também foi utilizada. Esta interjeição é particularmente solicitada aqui. Em vez de escreverem simplesmente *"eh"*, alguns alunos utilizaram a variante *"eeeh"*. Tal como *"yako"*, esta interjeição não é originária do alemão. A interjeição *"eh"* é bastante utilizada em algumas línguas locais da Costa do Marfim e exprime sentimentos contextualmente diferentes: espanto, dor, simpatia, desencanto, desânimo, arrependimento e, por vezes, serve para avisar ou dirigir-se a alguém sobre algo. A entoação desta interjeição tem por vezes em conta o contexto em que é utilizada. Na maior parte das vezes, a interjeição *"eh"* é alongada no seu uso e, por vezes, fortemente acentuada.
A interjeição *"eh "* também ocorre na língua francesa, que é, aliás, a língua oficial do país. Outra grafia é *"кë"*. Em francês, também se refere a admiração, surpresa ou mesmo dor. Podemos visualizar isto da seguinte forma:

Figura 7: *Utilização da interjeição "eh" em francês e nas línguas locais da Costa do Marfim*

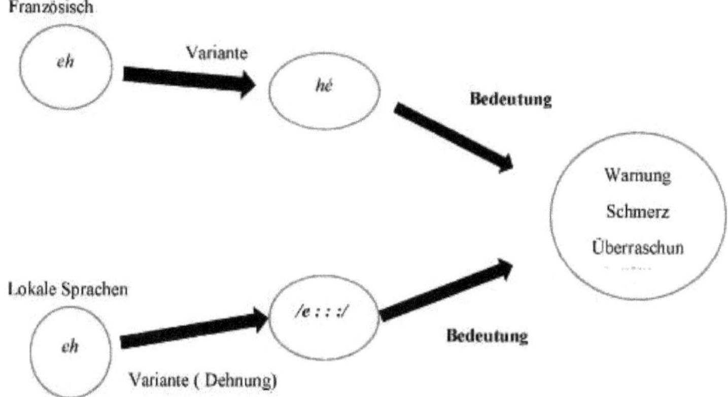

Graças a esta ilustração, compreendemos como a interjeição *"eh"* é comum entre os costa-marfinenses. Aparece não só nas línguas locais, mas também em francês, a língua oficial do país. Também aqui, tal como no primeiro estudo de caso, estamos perante uma utilização incorrecta, porque a interjeição alemã que devia ser utilizada neste contexto não é esta. Isto deve-se ao facto de os alunos estarem a reagir ao hábito. A influência da língua francesa e das línguas locais teve um efeito na língua de comunicação (alemão).
Os entrevistados vivem na Costa do Marfim e estão habituados a exprimir-se desta forma em situações tristes. Este facto tem uma influência tão grande na língua de aprendizagem que até usam interjeições rotineiras nesta língua. A cultura é aqui realçada de forma inconsciente.

Figura 8: *Influência das interjeições da Costa do Marfim no alemão*

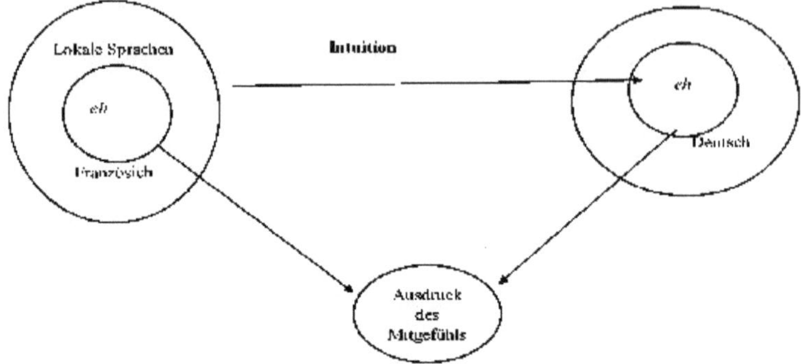

Fonte: Ilustrado por I.B. Koffi.

A ilustração acima corrobora o que explicámos. Podemos ver aqui como a mesma interjeição GefuhlsmaBig ocorre em diferentes línguas.

A utilização das interjeições *"yako"* e *"eh"* revela um sentimento de empatia. Note-se que as interjeições alemãs não são tidas em conta pelos alunos. Para exprimir empatia, prestaram atenção às interjeições nas suas próprias línguas. E as interjeições para exprimir espanto? Este é o tema da secção seguinte.

2.2 Interjeição para expressar espanto

Nos nossos questionários com os alunos do primeiro ano, eles foram confrontados com uma situação durante o exercício em que lhes foi pedido que se expressassem com espanto. Por outras palavras, foi-lhes pedido que expressassem o seu espanto. Os resultados obtidos são então objeto da análise que se segue. No total, foram observadas 5 reacções.

Declaração: sabe? Li ontem no jornal que a homossexualidade poderá em breve ser legalizada na Costa do Marfim. Sim, estou um pouco surpreendido, mas continuo a achar ótimo!

Reacções dos alunos:

Aluno 1*: Hum! Não posso fazer bem*

Aluno 2*: Hein!!! Isso não é bom*

Aluno 3*: hum? Infelizmente penso de forma diferente*

Aluno 4*: Estás doido?*

Aluno 5*: o estás zangado?*

Ao expressarem o seu espanto, verificou-se que os alunos do 1° ano de estudos de alemão quase não usam interjeições alemãs. Dos 50 alunos inquiridos, apenas 10 foram capazes de utilizar interjeições alemãs como *"ach so"?, "wirklich?", "Sicher?"* . Como não conseguiam utilizar as interjeições adequadas, cerca de 30 alunos recorreram a frases feitas e a palavrões para mostrar o seu descontentamento.

Assim, a maioria dos alunos avaliados optou por interjeições estrangeiras, nomeadamente *"hum"* e *"hein"*. Na língua da Costa do Marfim, estas interjeições referem-se a espanto, deliberação, reflexão ou dúvida. O significado depende sobretudo da situação e da entoação da interjeição. Em francês e mesmo em alemão, a interjeição *"hum"*, em particular, pode ser equiparada à interjeição *"hm"*, que também exprime os mesmos sentimentos, nomeadamente reflexão, dúvida ou mesmo espanto. No entanto, a interjeição *"hein"* não se encontra de todo na língua alemã e não pode ser equiparada a nenhuma interjeição. Como a homossexualidade é um assunto quase tabu na Costa do Marfim, pode concluir-se que as pessoas em causa reagiram desta forma para mostrar o seu espanto. No entanto, os alunos de estudos alemães estão a falar em alemão, pelo que as reacções entoadas (*hem!!!, hum? Hum!*) são incorrectas. Não são adequadas à língua alemã. Estas interjeições são mais adequadas à língua da Costa do Marfim. Teria sido concebível utilizar interjeições como "*realmente*?" "*A sério*?" ou "*oje*". Como é que se explica este uso?

Se analisarmos as circunstâncias e as reacções dos alunos, verificamos que continuam a ser influenciados pelo seu ambiente linguístico. A ortografia das interjeições utilizadas é também prova disso:

Hum = utilizado na língua da Costa do Marfim ***hm*** = utilizado em alemão

Fonte: Ilustrado por mim I.B. Koffi.

Seguindo as máximas de Paul Grice, segundo as quais os participantes numa conversa devem falar para serem compreendidos (relevância, clareza), é óbvio que a utilização de interjeições alemãs levou o interlocutor a pensar mais do que a compreender. O uso de interjeições marfinenses (*hein, hum*), que são bem conhecidas dos interlocutores, facilita assim a transmissão da mensagem. Como a teoria de Grice demonstrou, a intenção do locutor sobrepõe-se à teoria linguística. Muito mais importante é o efeito que a sua afirmação pode ter na outra pessoa. Se o aluno respondesse com *"a sério?", ou "realmente?"*, não teria conseguido comunicar ao seu interlocutor que estava muito surpreendido. Teria ficado menos interessado na conversa, na medida em que ambos (produtor e recetor de linguagem) têm o seu próprio código linguístico.

Pode também referir-se o carácter especial das línguas. Uma vez que as línguas são instrumentos culturais, a forma como as pessoas se exprimem é diferente. As interjeições também fazem parte da língua e diferem de uma língua para outra.

Se as interjeições são usadas de uma língua para outra, estão, por assim dizer, ligadas a um hábito. Assim, os alunos são influenciados por este hábito cultural. Tudo o que foi dito pode ser esquematizado da seguinte forma:

Figura 9: *Consideração da cultura na utilização de interjeições na conversação de alunos alemães.*

Interjeições de uma conversa normal

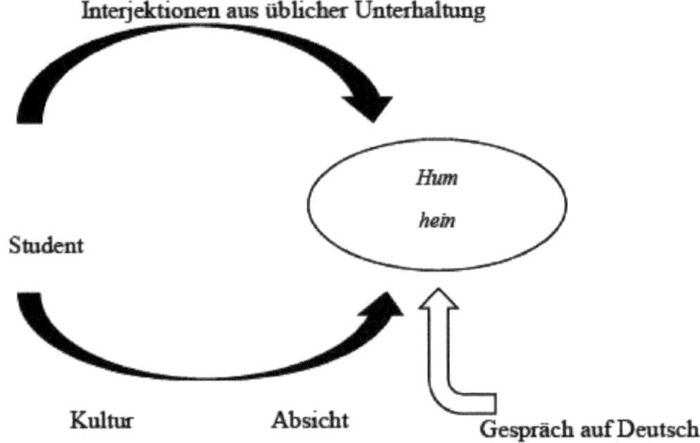

Estudante *Hum hein*

Cultura Intenção Discurso em alemão

Fonte: Ilustrado por I.B. Koffi.

Como já foi referido, os alunos do primeiro ano de alemão têm dificuldade em utilizar as interjeições típicas do alemão para exprimir o seu espanto. Desta vez, a análise que se segue centra-se na expressão de alegria.

2.3 Interjeição para exprimir alegria

Para além da empatia e do espanto, foi também pedido aos alunos do primeiro ano que expressassem a sua satisfação com o que lhes foi dito no mesmo exercício. Os resultados são analisados nesta secção. Depois de os apresentarmos, justificaremos a sua utilização.

Declaração: Olá, passou em todos os seus exames, e eu também!

Reacções dos alunos:

Aluno 1**:** *Sim, ahn! Isso é ótimo*

Aluno 2: *waouu!*

Aluno 3: *brilhante!*

Aluno 4: *hum! Eu não acredito*

Aluno 5*: é ótimo*

Aluno 6: *Deus teve misericórdia, obrigado irmão.*

Aluno 7: *Estou muito satisfeito, fiquei um pouco surpreendido porque era difícil*

Os estudantes encontram-se numa situação em que receberam uma boa notícia. Foi-lhes dito que tinham passado com sucesso nos exames da universidade. É de notar que

os alunos utilizaram diferentes interjeições para comunicar a sua felicidade. Para a análise, foram tidas em conta as reacções de 7 alunos.
Na primeira reação selecionada, regista-se o uso da interjeição *"ahn"*. A segunda contém outra interjeição: *"waouu"*. A terceira e quarta interjeições são: *"gonial"*, *"hum!"*. Os outros não usaram qualquer interjeição. É também de notar que, no primeiro e quarto alunos, as interjeições aprendidas *"ahn"* e *"hm"* são acompanhadas de frases. O segundo e o terceiro alunos apenas lançaram interjeições sem acrescentar frases, pelo que todos exprimem um sentimento positivo ou de alegria. Como já disse, estão contentes com os bons resultados no exame. O último, no entanto, forma uma frase com palavras alemãs.
No entanto, todas as interjeições utilizadas pelos alunos não são do alemão. A interjeição *"ahn"* é utilizada pelos marfinenses e exprime surpresa ou alegria, consoante o contexto e o padrão tonal. Também se pode escrever *"han"*. Neste caso em particular, o produtor da língua está certamente surpreendido com o resultado, mas está satisfeito e a frase seguinte *"isso é ótimo"* mostra-o claramente. No segundo caso, o aluno também imprime uma espécie de surpresa, mas, tal como no primeiro caso, esta refere-se à alegria, esta interjeição é necessária, caso contrário escrever-se-ia simplesmente *"waou"*. A interjeição impressa vem do francês.
O "ðëmal" impresso pelo aluno também pode ser encontrado na língua francesa. se fosse escrito *"genial"*, poderia ter correspondido ao alemão. Mas aqui a grafia é tipicamente francesa. Tal como na primeira reação, o aluno infelizmente não teve em conta a interjeição alemã. Na última resposta selecionada para análise, nota-se uma interjeição típica da Costa do Marfim. Assim, podemos constatar, a partir destes resultados, que os alunos utilizaram interjeições marfinenses e francesas. Nenhum deles utilizou a interjeição adequada.
Estas interjeições alemãs para exprimir alegria chamam-se *oh! hurra, juhu! Super! Spitze*! Estas são as interjeições que os alunos devem utilizar normalmente, são bastante positivas e enquadram-se bem na expressão de alegria. Mas como é que isto se explica? Porque é que as interjeições alemãs não foram tidas em conta aqui?
Trata-se de reacções espontâneas. O aluno não tem consciência de que está a falar em alemão e que, por isso, deve usar uma interjeição alemã. Reage com a primeira intenção que lhe vem à cabeça, ou seja, mostrar a sua satisfação. O uso da interjeição não está, portanto, fixado a uma regra aprendida. Também neste caso, a língua materna da pessoa em causa influencia o uso das interjeições. Além disso, Paul Grice é de opinião que o destinatário da língua deve ter em conta o princípio da cooperação na interação. Este princípio pressupõe que o produtor da língua espera uma ação do destinatário da língua. Isto requer, portanto, algumas declarações que tenham em conta a cultura e os conhecimentos prévios dos protagonistas. Uma vez que os alunos têm um código linguístico comum, não se teriam entendido se tivesse sido utilizada uma interjeição diferente, mesmo que expressasse alegria. Tal como acontece com a expressão de simpatia e espanto, a língua materna dos alunos também tem uma grande influência na alegria. Podem falar uma língua diferente, mas continuam a referir-se à

sua língua materna para comunicar os seus sentimentos.
Neste artigo, analisámos as interjeições utilizadas pelos alunos do primeiro ano (2021-2022) para exprimir emoções como a compaixão, o espanto e a alegria. Que conclusões podemos tirar desta análise?

Balanço da análise

A parte prática da nossa investigação centrou-se na análise do uso incorreto de interjeições no discurso de estudantes alemães da Universidade de Félix Houpho^t-Boigny. O resultado é o seguinte:

Observou-se na análise que a maior parte das interjeições utilizadas pelos alunos alemães do primeiro ano são de origem marfinense. Estas constituem a maioria das interjeições utilizadas no questionário. Quando se fala de origem marfinense, faz-se referência tanto à língua coloquial da Costa do Marfim como às línguas locais.

Na sua maioria, as interjeições *"yako" e "eh"* foram utilizadas nos questionários para expressar simpatia. Apenas alguns alunos optaram por utilizar interjeições em alemão, incluindo: *"oh meu Deus"*. As interjeições *"hein"* e *"hum"* foram sobretudo utilizadas para exprimir espanto e as interjeições *"waou", "hum"* e *"genial"* foram utilizadas para exprimir alegria. As interjeições alemãs aqui consideradas constituem apenas uma pequena parte das interjeições utilizadas. Especialmente quando exprimem espanto e alegria, utilizam frases em vez de interjeições para exprimir os seus sentimentos.

O uso repetido de interjeições estranhas ao alemão mostra que os alunos alemães são influenciados pelas suas línguas maternas e pela sua cultura. Pode também ser atribuído ao facto de os alunos em causa tentarem ser compreendidos pelo seu interlocutor.

Conclusão

A nossa investigação, intitulada: O uso incorreto das interjeições no discurso dos alunos do primeiro ano de alemão (20212022) na Universidade de Félix Houpho^t-Boigny, teve como principal objetivo identificar as caraterísticas linguísticas subjacentes ao uso incorreto das interjeições por parte de alguns alunos de alemão. Isto deu origem à seguinte questão central:

Quais são as caraterísticas psicolinguísticas relacionadas com o uso incorreto das interjeições nos alunos do 1º ano de alemão da Universidade de Fëlix Houpho^t-Boigny?

Após a análise, pode, portanto, confirmar-se que os alunos alemães em causa são influenciados nas suas conversas pelas suas línguas maternas e pela sua cultura. A necessidade de serem compreendidos pelo interlocutor é também uma razão para o uso incorreto de interjeições nas suas conversas. Como estão habituados a usar interjeições que são específicas da sua cultura e do seu ambiente, é difícil para os alunos do 1º ano de alemão referir-se a interjeições na língua que estão a estudar (alemão).

Graças a esta investigação, pudemos abordar um fenómeno evidente que há muito tempo deixava muitas pessoas indiferentes. Esta investigação levou a que os estudantes alemães, especialmente os do primeiro ano, desenvolvessem um grande interesse pelas interjeições alemãs. Embora estas sejam culturalmente condicionadas, pensamos que é importante que os estudantes alemães prestem mais atenção às interjeições da língua de aprendizagem e as utilizem nas suas conversas. A presente investigação é vista como um impulso para outras investigações, incluindo erros de pontuação entre os estudantes de alemão na Costa do Marfim.

BIBLIOGRAFIA

1. Literatura primária

Os questionários foram realizados com os alunos do 1° ano de alemão (2021-2022) da Universidade de Félix Houpho^t-Boigny.

2. Literatura secundária

AGNIMEL, S. Augustin : *L'enseignement de I'allemand dans les lycëes et colleges de Cdte d'Ivoire : Etude critique des mëthodes utilisëes pour I'enseignement de la langue et des contenus proposes en civilisation dans les manuels (1958-1992).* Tese de doutoramento, orientada pelo Prof. Jean Moes, Metz, 1994.

ASSIA, Laidoudi : *Origine des interjections interlinguales lexicales dans les productions ëcrites des apprenants de FLE,* Universitat MSILA, 2020.

BADI, H. Saddam : *le franqais parE au mali : interfërence du bambara dans le franqais (une ëtude linguistique et comparative)*, Universitat AL-Mustansiriya, 2020.

CARON-PARGUE, Josiane/ CARON Jean : *Les interjections comme marqueurs du fonctionnement cognitif,* in "cahiers de praxematique", Universitat Poitiers, 2000.

CLIFF, Goddard: *Interjections and emotions (with special reference to "suprise" and "disgust")*, Queensland, 2014.

EHLICH, Konrad*: Interjeições.* Tubingen : Max Niemeyer Verlag, 1986.

FERAR, Driss : *A influência da cultura na prática dos MRH. Estudo qualitativo.* Quartage: EMS Verlag, 2017.

FOUAD, Lobna*: As interjeições em alemão e árabe de um ponto de vista funcional-pragmático*, Cairo, 2019.

NORDGREN, Lars : *Interjeições gregas: sintaxe, semântica e pragmática.* Berlim: De Gruyter Verlag, 2015.

GUTZMANN, Daniel: *Linguistik der Expressivitat,* Universidade de Colónia: Instituto de Língua e Literatura Alemãs I, 2015.

HORVAT, Ana: *Uso de frasemas e interjeições em revistas juvenis alemãs e croatas.* Tese de mestrado, supervisionada pela Dra. Anita Pavic Pintaric, Universidade de Zadar, 2018.

HUESMAN, Ilka: *Pontuação e entoação de interjeições em alemão.* Instituto Mercator para a aprendizagem de línguas e alemão como segunda língua, Universidade de Colónia, 2021.

KCHAOU, M. Ksouri : *les Interfërences linguistiques dans le langage communautaire des banlieues tunisiennes*, Universitat Carthage, 2013-2014.

KOSCH, Nathalie: *"Interjeições e onomatopeias em polaco": uma investigação sobre o uso quotidiano na era da comunicação eletrónica*, Viena, 2015.

OANH, Nguyen Thi: *Interferência intralingual nos erros morfossintácticos dos estudantes vietnamitas de alemão do nível B1*, Universidade de Hanói, 2018.

PROSKE, Nadine: *Sobre a função e a classificação dos imperativos organizadores da língua.* In "Marcadores discursivos em alemão". Gottingen: Verlag fur Gesprachsforschung, 2017.

REBER, Elisabeth/ COUPER-KUHLEN, Elizabeth: *Interjeições entre léxico e vocalização: lexema ou objeto sonoro?* Berlim: De Gruyter Verlag, 2010.

STOLE, Hildegunn: *Interjections in Late Middle English play texts: A multi-variable approach.* Tese de doutoramento, supervisionada pela Professora Merja Stenroos, Universidade de Stavanger, 2012.

YANG, Chaiqin*: Interjeições e onomatopeias na comparação de línguas: alemão versus chinês.* Tese de doutoramento, supervisionada pelo Prof. Dr. Ulrich Rebstock, Freiburg, 2001.

3. Outra literatura

DUDEN: *Dicionário Universal Alemão A-Z.* Duden Verlag, Mannheim, 1996.

DUDEN: *Dicionário etimológico de palavras alemãs*. Berlim: Akademie Verlag GmbH, 1993.

LUBKE, Diethard: *Schulgrammatik Deutsch: Vom Beispiel zur Regel*, Berlim: Corneseln Verlag, 1999.

4. Fontes na Internet

Número de alunos de alemão em África, em linha em https://amp-dw.com:de:afrika-deutsch-als-trendsprache/a-54465700, último acesso em 30 de janeiro de 2023, às 12:25.

BALDAUF-QUILIATRE, Heike: *Worter, die keine sind*, Lyon, 2013, em linha em HALId: halshs-00830272https://shs.hal.science/halshs-00830272, último acesso em 10. 04.2023, em 15: 16.

Meaning of the German interjection, online em hhtps://www.dwds.de/, último acesso em 24/04/2023, às 13:16.

CHUKWUDI, Awa*: Interfërence linguistique chez les ëtudiants universitaires de la deuxieme anni'e de Nnamdiaziweuniversity :cas de l'emploi du verbe " etre* ",Nnamdiaziweuniversity Awka, 2002, online em http://www.jmelnau.com.ng, último acesso em 12/07/2023, em 1: 25.

Definição de interferência, em linha em Hhtps://en.thefreedictionary.com/Interference, acedido pela última vez em 20/03/2023, às 10:55.

FAUST, Johann: *Functional analysis of the lexeme "krass" as an interjection of youth language, Munique*. GRIN Verlag, 2020, em linha em https://www.grin.com/document/,letzter Acedido em 02/07/2023 às 21:00.

FRAISSE, Amel / PAROUBEK, Patrick: *Les interjections pour dëtecter les emotions,* Caen, 2015, online em https:/hal.science/hal-0161718-, último acesso em 29/03/2023, às 21:04.

HALTE, Pierre : *Positionnement syntaxique des interjections et des emoticdnes : modalisation, portee, visee.* In "cahiers de praxematiques", 2018, online em https//shs.hal.science/halshs-01803669, último acesso em 11/07/2023, às 23:13.

Tipos de interjeição, em linha em wortwuchs.net/gramm atik/interjektion, último acesso em 20/08/2020, às 9:19.

Princípio da cooperação, em linha em https://www.grin.com/document/338660, último acesso em 22 de maio. 2023, em 7: 39.

MELLI, Angelo: *O princípio da cooperação de Herbert Paul Grice. Análise da*

linguagem publicitária em relação à máxima da conversação, online em https:/:www.grin.com/document/338660, último acesso em 22 de maio de 2023, às 15:30.
MEILER, Matthias/ HUYNH, Ilham: *A interjeição boah nos pagamentos quotidianos. Eine Annaherung anhand von face-to-face und Instant-Messaging-Kommunikation*, 2020, online em hhtps://dx.doi.org/10.13092/lo.104.7289, último acesso em 12 de julho de 2023, em 1: 52.
WIEMER, O. Rudolf : *Beispiele zur deutschen Grammatik,* Wolfgang Fietkau Verlag, Berlin 1971,online at http s ://www. stichter.c om/ show/interkulturell es-lernen/episode:interkulturelles-lernen-gedicht-empfindungsworter-von-rudolf-otto-wiemer-62035764, acedido pela última vez em 29 de março de 2023, às 22:02.

ANEXO

Situation A : Du sprichst mit deinem Freund, der nun in Deutschland lebt. Er kündigt dir seine Ankunft nach Heimat an. Wie reagierst du ?

X : Hallo ! Wie geht es dir ?

Du : Danke! und dir?

X : Mir geht es leider nicht gut.

Du :..Was passiert

X : Meine Mutter ist gestern gestorben. Meine Schwester hat mir geschrieben.

Du :..Rau!!! Yaka

X : Ich komme also bald zu Hause.

Du :.ok

X : Vielen Dank .

Situation B : Einer deiner Freunde der Deutsch-Abteilung ruft dich an und erzählt dir eine Nachricht. Wie reagierst du

Freund Y

Y : Hallo mein(e) Freund(in),alles gut ?

Du :.Hallo! ya und du?

Y : Weißt du ? Ich habe gestern in der Zeitung gelesen, dass Homosexualität in der Elfenbeinküste bald legalisiert werden könnte.

Du :.Nein! er ist falsch

Y : Ja, ich bin ein bisschen überrascht, aber ich finde es trotzdem toll !

Du :..oh mein gott

Situation C : Dein bester Freund ruft dich an und informiert dich über die Ergebnisse der akademischen Prüfungen. Wie reagierst du darauf ?

Freund Z

Z : Hallo ! Du hast alle Prüfungen bestanden, ich auch.

Du :..gott.. sei Dank!

Situation A : Du sprichst mit deinem Freund, der nun in Deutschland lebt. Er kündigt dir seine Ankunft nach Heimat an. Wie reagierst du ?

X : Hallo ! Wie geht es dir ?

Du : Es geht 's mir gut

X : Mir geht es leider nicht gut.

Du : Warum,

X : Meine Mutter ist gestern gestorben. Meine Schwester hat mir geschrieben.

Du : Entschuldigung

X : Ich komme also bald zu Hause.

Du : Ich warte dir

X : Vielen Dank .

Situation B : Einer deiner Freunde der Deutsch-Abteilung ruft dich an und erzählt dir eine Nachricht. Wie reagierst du

Freund Y

Y : Hallo mein(e) Freund(in),alles gut ?

Du : Ya

Y : Weißt du ? Ich habe gestern in der Zeitung gelesen, dass Homosexualität in der Elfenbeinküste bald legalisiert werden könnte.

Du : Das ist nicht Richtig!

Y : Ja, ich bin ein bisschen überrascht, aber ich finde es trotzdem toll !

Du : O Bist du Verrük Wahnsinn?

Situation C : Dein bester Freund ruft dich an und informiert dich über die Ergebnisse der akademischen Prüfungen. Wie reagierst du darauf ?

Freund Z

Z : Hallo ! Du hast alle Prüfungen bestanden, ich auch.

Du : Haa, ich bin zufrieda, aber habe ich nicht alle bestanden

Situation A : Du sprichst mit deinem Freund, der nun in Deutschland lebt. Er kündigt dir seine Ankunft nach Heimat an. Wie reagierst du ?

X : Hallo ! Wie geht es dir ?

Du : Hallo! mir gut.

X : Mir geht es leider nicht gut.

Du : Warum?

X : Meine Mutter ist gestern gestorben. Meine Schwester hat mir geschrieben.

Du : Ha! Sorry!

X : Ich komme also bald zu Hause.

Du : o.k

X : Vielen Dank .

Situation B : Einer deiner Freunde der Deutsch-Abteilung ruft dich an und erzählt dir eine Nachricht. Wie reagierst du

Freund Y

Y : Hallo mein(e) Freund(in),alles gut ?

Du : Ja!

Y : Weißt du ? Ich habe gestern in der Zeitung gelesen, dass Homosexualität in der Elfenbeinküste bald legalisiert werden könnte.

Du : Vielleicht

Y : Ja, ich bin ein bisschen überrascht, aber ich finde es trotzdem toll !

Du : Ich bin nicht natürlich!

Situation C : Dein bester Freund ruft dich an und informiert dich über die Ergebnisse der akademischen Prüfungen. Wie reagierst du darauf ?

Freund Z

Z : Hallo ! Du hast alle Prüfungen bestanden, ich auch.

Du : ~~Ich freut mich~~ génial!

Situation A : Du sprichst mit deinem Freund, der nun in Deutschland lebt. Er kündigt dir seine Ankunft nach Heimat an. Wie reagierst du ?

X : Hallo ! Wie geht es dir ?

Du : gut danke schön und dir

X : Mir geht es leider nicht gut.

Du : Ja

X : Meine Mutter ist gestern gestorben. Meine Schwester hat mir geschrieben.

Du : ah ah Yako

X : Ich komme also bald zu Hause.

Du : ok. gott danke.

X : Vielen Dank .

Situation B : Einer deiner Freunde der Deutsch-Abteilung ruft dich an und erzählt dir eine Nachricht. Wie reagierst du

Freund Y

Y : Hallo mein(e) Freund(in),alles gut ?

Du : Ja.... und du.

Y : Weißt du ? Ich habe gestern in der Zeitung gelesen, dass Homosexualität in der Elfenbeinküste bald legalisiert werden könnte.

Du : das ist nicht correct ich bin nicht zufriede.

Y : Ja, ich bin ein bisschen überrascht, aber ich finde es trotzdem toll !

Du : Wir ich bin nicht zufriede, denn Homos nicht sehr gut.

Situation C : Dein bester Freund ruft dich an und informiert dich über die Ergebnisse der akademischen Prüfungen. Wie reagierst du darauf ?

Freund Z

Z : Hallo ! Du hast alle Prüfungen bestanden, ich auch.

Du : Aha...oky gott danke.

Situation A : Du sprichst mit deinem Freund, der nun in Deutschland lebt. Er kündigt dir seine Ankunft nach Heimat an. Wie reagierst du ?

X : Hallo ! Wie geht es dir ?

Du : mir geht es gut und du

X : Mir geht es leider nicht gut.

Du : warum ist los ?

X : Meine Mutter ist gestern gestorben. Meine Schwester hat mir geschrieben.

Du : yoko , Ich bin traurig

X : Ich komme also bald zu Hause.

Du : Ok, ich warte dir

X : Vielen Dank .

Situation B : Einer deiner Freunde der Deutsch-Abteilung ruft dich an und erzählt dir eine Nachricht. Wie reagierst du

Freund Y

Y : Hallo mein(e) Freund(in),alles gut ?

Du : ya , ich bin gut und dir

Y : Weißt du ? Ich habe gestern in der Zeitung gelesen, dass Homosexualität in der Elfenbeinküste bald legalisiert werden könnte.

Du : warum ? Ich bin sehr uberrascht

Y : Ja, ich bin ein bisschen überrascht, aber ich finde es trotzdem toll !

Du : Bist du verrückt ?

Situation C : Dein bester Freund ruft dich an und informiert dich über die Ergebnisse der akademischen Prüfungen. Wie reagierst du darauf ?

Freund Z

Z : Hallo ! Du hast alle Prüfungen bestanden, ich auch.

Du : hoch, super Ich bin sehr freu

Situation A : Du sprichst mit deinem Freund, der nun in Deutschland lebt. Er kündigt dir seine Ankunft nach Heimat an. Wie reagierst du ?

X : Hallo ! Wie geht es dir ?

Du : Es geht mir gut und du

X : Mir geht es leider nicht gut.

Du : Warum ?

X : Meine Mutter ist gestern gestorben. Meine Schwester hat mir geschrieben.

Du : Oh mein Gott!, yako

X : Ich komme also bald zu Hause.

Du : Okay

X : Vielen Dank .

Situation B : Einer deiner Freunde der Deutsch-Abteilung ruft dich an und erzählt dir eine Nachricht. Wie reagierst du

Freund Y

Y : Hallo mein(e) Freund(in),alles gut ?

Du : gut und du

Y : Weißt du ? Ich habe gestern in der Zeitung gelesen, dass Homosexualität in der Elfenbeinküste bald legalisiert werden könnte.

Du : Wirklich!

Y : Ja, ich bin ein bisschen überrascht, aber ich finde es trotzdem toll !

Du : bist du verrückt mein Freund

Situation C : Dein bester Freund ruft dich an und informiert dich über die Ergebnisse der akademischen Prüfungen. Wie reagierst du darauf ?

Freund Z

Z : Hallo ! Du hast alle Prüfungen bestanden, ich auch.

Du : Wirklich, Gott Danke

Situation A : Du sprichst mit deinem Freund, der nun in Deutschland lebt. Er kündigt dir seine Ankunft nach Heimat an. Wie reagierst du ?

X : Hallo ! Wie geht es dir ?

Du . Wunderbar! Und dir ?

X : Mir geht es leider nicht gut.

Du : Gut Warum

X : Meine Mutter ist gestern gestorben. Meine Schwester hat mir geschrieben.

Du : Eeeh schade

X : Ich komme also bald zu Hause.

Du : Sei. stark

X : Vielen Dank .

Situation B : Einer deiner Freunde der Deutsch-Abteilung ruft dich an und erzählt dir eine Nachricht. Wie reagierst du

Freund Y

Y : Hallo mein(e) Freund(in),alles gut ?

Du : Ja Ja...

Y : Weißt du ? Ich habe gestern in der Zeitung gelesen, dass Homosexualität in der Elfenbeinküste bald legalisiert werden könnte.

Du : Oh... schade

Y : Ja, ich bin ein bisschen überrascht, aber ich finde es trotzdem toll !

Du : Nein !......

Situation C : Dein bester Freund ruft dich an und informiert dich über die Ergebnisse der akademischen Prüfungen. Wie reagierst du darauf ?

Freund Z

Z : Hallo ! Du hast alle Prüfungen bestanden, ich auch.

Du : Super

Situation A : Du sprichst mit deinem Freund, der nun in Deutschland lebt. Er kündigt dir seine Ankunft nach Heimat an. Wie reagierst du ?

X : Hallo ! Wie geht es dir ?

Du : es geht gute und

X : Mir geht es leider nicht gut.

Du : Hum ! yako !

X : Meine Mutter ist gestern gestorben. Meine Schwester hat mir geschrieben.

Du : bleibeid mein Freund

X : Ich komme also bald zu Hause.

Du : Tatsache Aufmerksamkeit

X : Vielen Dank .

Situation B : Einer deiner Freunde der Deutsch-Abteilung ruft dich an und erzählt dir eine Nachricht. Wie reagierst du

Freund Y

Y : Hallo mein(e) Freund(in),alles gut ?

Du : ya alle gute

Y : Weißt du ? Ich habe gestern in der Zeitung gelesen, dass Homosexualität in der Elfenbeinküste bald legalisiert werden könnte.

Du : Hum!....

Y : Ja, ich bin ein bisschen überrascht, aber ich finde es trotzdem toll !

Du : nicht kann gut

Situation C : Dein bester Freund ruft dich an und informiert dich über die Ergebnisse der akademischen Prüfungen. Wie reagierst du darauf ?

Freund Z

Z : Hallo ! Du hast alle Prüfungen bestanden, ich auch.

Du : Hum! Ich nicht glauben

Situation A : Du sprichst mit deinem Freund, der nun in Deutschland lebt. Er kündigt dir seine Ankunft nach Heimat an. Wie reagierst du ?

X : Hallo ! Wie geht es dir ?

Du : Es geht gut

X : Mir geht es leider nicht gut.

Du :.Oh ! Warum

X : Meine Mutter ist gestern gestorben. Meine Schwester hat mir geschrieben.

Du : Eh.. YAKO

X : Ich komme also bald zu Hause.

Du :..OK..

X : Vielen Dank .

Situation B : Einer deiner Freunde der Deutsch-Abteilung ruft dich an und erzählt dir eine Nachricht. Wie reagierst du

Freund Y

Y : Hallo mein(e) Freund(in),alles gut ?

Du :..JA.............

Y : Weißt du ? Ich habe gestern in der Zeitung gelesen, dass Homosexualität in der Elfenbeinküste bald legalisiert werden könnte.

Du :...H.U.M.!.. WARUM

Y : Ja, ich bin ein bisschen überrascht, aber ich finde es trotzdem toll !

Du :..hummm

Situation C : Dein bester Freund ruft dich an und informiert dich über die Ergebnisse der akademischen Prüfungen. Wie reagierst du darauf ?

Freund Z

Z : Hallo ! Du hast alle Prüfungen bestanden, ich auch.

Du :.Das.. gefällt mir

Situation A : Du sprichst mit deinem Freund, der nun in Deutschland lebt. Er kündigt dir seine Ankunft nach Heimat an. Wie reagierst du ?

X : Hallo ! Wie geht es dir ?

Du: Gut, und du?

X : Mir geht es leider nicht gut.

Du: Oh ! Scheide !

X : Meine Mutter ist gestern gestorben. Meine Schwester hat mir geschrieben.

Du: Euhh!

X : Ich komme also bald zu Hause.

Du: Danke

X : Vielen Dank .

Situation B : Einer deiner Freunde der Deutsch-Abteilung ruft dich an und erzählt dir eine Nachricht. Wie reagierst du

Freund Y

Y : Hallo mein(e) Freund(in),alles gut ?

Du: Ach ! Super !

Y : Weißt du ? Ich habe gestern in der Zeitung gelesen, dass Homosexualität in der Elfenbeinküste bald legalisiert werden könnte.

Du: Humm !

Y : Ja, ich bin ein bisschen überrascht, aber ich finde es trotzdem toll !

Du: Bist du sicher ?

Situation C : Dein bester Freund ruft dich an und informiert dich über die Ergebnisse der akademischen Prüfungen. Wie reagierst du darauf ?

Freund Z

Z : Hallo ! Du hast alle Prüfungen bestanden, ich auch.

Du: ich werde sehr glücklich sein

Situation A : Du sprichst mit deinem Freund, der nun in Deutschland lebt. Er kündigt dir seine Ankunft nach Heimat an. Wie reagierst du ?

X : Hallo ! Wie geht es dir ?

Du : Es geht mir sehr gut und du ?

X : Mir geht es leider nicht gut.

Du : Warum ? was hat du ?

X : Meine Mutter ist gestern gestorben. Meine Schwester hat mir geschrieben.

Du : Ka lyako ,

X : Ich komme also bald zu Hause.

Du : Ich warte dich darauf .

X : Vielen Dank

Situation B : Einer deiner Freunde der Deutsch-Abteilung ruft dich an und erzählt dir eine Nachricht. Wie reagierst du

Freund Y

Y : Hallo mein(e) Freund(in),alles gut ?

Du : Ja, es geht mir gut .

Y : Weißt du ? Ich habe gestern in der Zeitung gelesen, dass Homosexualität in der Elfenbeinküste bald legalisiert werden könnte.

Du : Was ? wirklich es ist unmöglich .

Y : Ja, ich bin ein bisschen überrascht, aber ich finde es trotzdem toll !

Du : Was bin du Kopklos, es ist unmöglich

Situation C : Dein bester Freund ruft dich an und informiert dich über die Ergebnisse der akademischen Prüfungen. Wie reagierst du darauf ?

Freund Z

Z : Hallo ! Du hast alle Prüfungen bestanden, ich auch.

Du : Ich bin sehr zufrieden, ich ein bisschen überrascht, weil es war schwierig

Situation A : Du sprichst mit deinem Freund, der nun in Deutschland lebt. Er kündigt dir seine Ankunft nach Heimat an. Wie reagierst du ?

X : Hallo ! Wie geht es dir ?

Du : ..es geht mir gut

X : Mir geht es leider nicht gut.

Du :..warum ?

X : Meine Mutter ist gestern gestorben. Meine Schwester hat mir geschrieben.

Du :..Oh!!! schade

X : Ich komme also bald zu Hause.

Du :..OK

X : Vielen Dank .

Situation B : Einer deiner Freunde der Deutsch-Abteilung ruft dich an und erzählt dir eine Nachricht. Wie reagierst du

Freund Y

Y : Hallo mein(e) Freund(in),alles gut ?

Du :..ja..........

Y : Weißt du ? Ich habe gestern in der Zeitung gelesen, dass Homosexualität in der Elfenbeinküste bald legalisiert werden könnte.

Du :..das ist nicht gut

Y : Ja, ich bin ein bisschen überrascht, aber ich finde es trotzdem toll !

Du :...Hmmm !!!

Situation C : Dein bester Freund ruft dich an und informiert dich über die Ergebnisse der akademischen Prüfungen. Wie reagierst du darauf ?

Freund Z

Z : Hallo ! Du hast alle Prüfungen bestanden, ich auch.

Du :...[illegible], waaaum !!!

Situation A : Du sprichst mit deinem Freund, der nun in Deutschland lebt. Er kündigt dir seine Ankunft nach Heimat an. Wie reagierst du ?

X : Hallo ! Wie geht es dir ?

Du : Hallo! es geht mir gut. und du?

X : Mir geht es leider nicht gut.

Du : Hum! yacoi.

X : Meine Mutter ist gestern gestorben. Meine Schwester hat mir geschrieben.

Du : Beileid mein Freund.

X : Ich komme also bald zu Hause.

Du OK, ich warte auf dir

X : Vielen Dank .

Situation B : Einer deiner Freunde der Deutsch-Abteilung ruft dich an und erzählt dir eine Nachricht. Wie reagierst du

Freund Y

Y : Hallo mein(e) Freund(in),alles gut ?

Du : Ja!

Y : Weißt du ? Ich habe gestern in der Zeitung gelesen, dass Homosexualität in der Elfenbeinküste bald legalisiert werden könnte.

Du Ich bin überracht!

Y : Ja, ich bin ein bisschen überrascht, aber ich finde es trotzdem toll !

Du : das ist nicht gut

Situation C : Dein bester Freund ruft dich an und informiert dich über die Ergebnisse der akademischen Prüfungen. Wie reagierst du darauf ?

Freund Z

Z : Hallo ! Du hast alle Prüfungen bestanden, ich auch.

Du : Vielen dank!

Situation A : Du sprichst mit deinem Freund, der nun in Deutschland lebt. Er kündigt dir seine Ankunft nach Heimat an. Wie reagierst du ?

X : Hallo ! Wie geht es dir ?

Du : Es geht mir gut !

X : Mir geht es leider nicht gut.

Du :..was ist los !

X : Meine Mutter ist gestern gestorben. Meine Schwester hat mir geschrieben.

Du :..Yaa Yako !

X : Ich komme also bald zu Hause.

Du :..,ok. Ich warte dich auf !

X : Vielen Dank .

Situation B : Einer deiner Freunde der Deutsch-Abteilung ruft dich an und erzählt dir eine Nachricht. Wie reagierst du

Freund Y

Y : Hallo mein(e) Freund(in),alles gut ?

Du :..Ja...Alles ist Gut bei mir !

Y : Weißt du ? Ich habe gestern in der Zeitung gelesen, dass Homosexualität in der Elfenbeinküste bald legalisiert werden könnte.

Du :..wirklich !

Y : Ja, ich bin ein bisschen überrascht, aber ich finde es trotzdem toll !

Du :..nicht..für mich!

Situation C : Dein bester Freund ruft dich an und informiert dich über die Ergebnisse der akademischen Prüfungen. Wie reagierst du darauf ?

Freund Z

Z : Hallo ! Du hast alle Prüfungen bestanden, ich auch.

Du : Ach so! ich bin sehr zufrieden darüber !

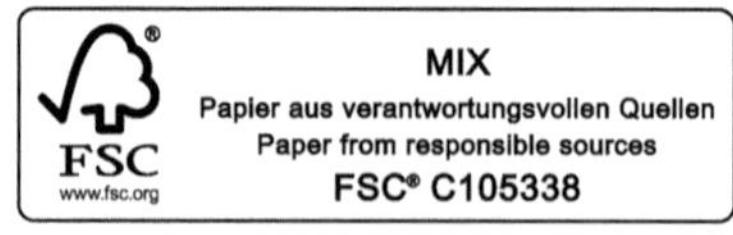

Printed by Books on Demand GmbH, Norderstedt / Germany